JUHI CHARMA

DAS KAMASUTRA

DIE GEHEIMNISSE DER ALTINDISCHEN LIEBESKUNST

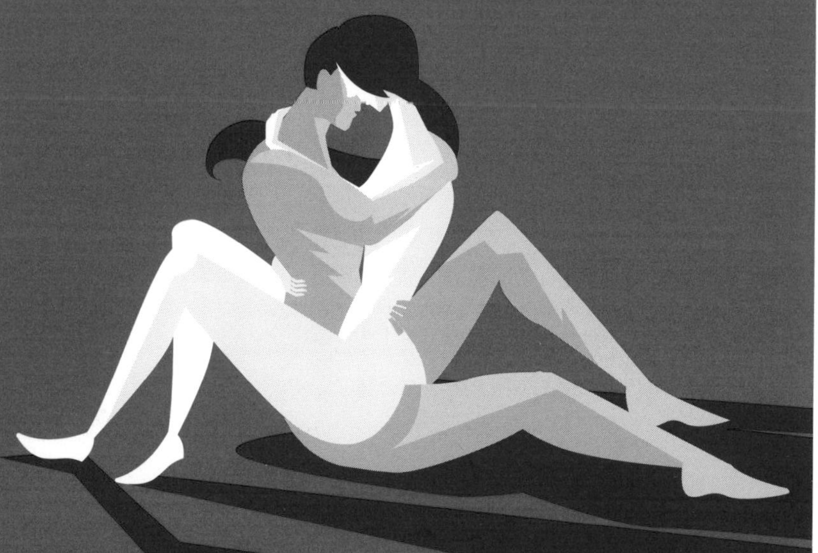

mvgverlag

Bibliografische Information der Deutschen Nationalbibliothek
Die Deutsche Nationalbibliothek verzeichnet diese Publikation in der
Deutschen Nationalbibliografie. Detaillierte bibliografische Daten sind im
Internet über http://dnb.d-nb.de abrufbar.

Für Fragen und Anregungen:
info@mvg-verlag.de

Originalausgabe
1. Auflage 2018
© 2018 by mvg Verlag, ein Imprint der Münchner Verlagsgruppe GmbH
Nymphenburger Straße 86
D-80636 München
Tel.: 089 651285-0
Fax: 089 652096

Redaktion: Petra Holzmann
Umschlaggestaltung: Marc-Torben Fischer
Umschlagabbildung: shutterstock/MatiasDellarmine
Illustrationen im Innenteil: Isabel Große Holtforth
Layout: Manuela Amode
Satz: inpunkt[w]o, Haiger (www.inpunktwo.de)
Druck: Florjancic Tisk. d.o.o., Slowenien
Printed in the EU

ISBN Print 978-3-86882-949-5
ISBN E-Book (PDF) 978-3-96121-248-4
ISBN E-Book (EPUB, Mobi) 978-3-96121-249-1

Weitere Informationen zum Verlag finden Sie unter

www.mvg-verlag.de

Beachten Sie auch unsere weiteren Verlage unter www.m-vg.de

INHALT

EIN WORT ZUVOR ...

»So weit nur reicht das Gebiet der Lehrbücher, als die Menschen nur mäßige Erregung spüren: wenn aber das Rad der Wollust in Gang gekommen ist, dann gibt es kein Lehrbuch und keine Reihenfolge mehr.«

Das Kamasutra, Vers 8,30

Wer das Kamasutra heute liest, kann sehr viel Spaß haben – sofern er Lust am Spiel, Übermut zwischen den Laken und Spaß am eigenen Körper und dem des Menschen hat, mit dem er sich den (Beziehungs-)Alltag versüßen will.

An den Ufern des Ganges entstand um 250 n. Chr. das hautnahe, sinnenfrohe und in seiner Naturnähe herrlich unverklemmte Werk – ein unterhaltsames Bilder- und Lesebuch und zugleich ein Juwel der Lehre von Erotik, Zuneigung und kunstfertigem Spiel –, in dem von Hengsten, Stieren und Rammlern, Gazellen, Elefantenkühen und Stuten die Rede ist. Dabei sind diese Bilder von Liebenden keineswegs herabsetzend gemeint, sondern heben ganz im Gegenteil die sexuelle Sphäre an, denn hier wird nichts verborgen, als unrein verschwiegen oder hinter romantisch vernebelnden Schleiern verhüllt. Es geht bei diesen detailreichen Spielarten der Ekstase vielmehr um gedankliche wie körperliche Freiheit, Toleranz und Lebendigkeit: So schlingen sich im Stellungsspiel Ranken umeinander, Bäume werden bestiegen und »Reis und Sesam« oder »Milch und Wasser« ausgetauscht. Beide Partner sind unendlich aufmerksam und einander zugewandt, die Anweisungen dazu sind übermütig, es wird nach Belieben auch gebissen, geschlagen und gekratzt, doch alles im Dienste ekstatisch verbrachter Stunden, die noch lange danach für Glanz in den Augen, einen rosigen Teint und ein Grundgefühl der tiefen Verbundenheit sorgen sollen.

Dass Sex der jungen wie der älteren, gereiften Liebe durchaus förderlich ist, wusste der Gelehrte Vātsyāyana Mallanaga, der um 250 n. Chr. die Schriften dreier unterschiedlicher Autoren zur Lebens- und Liebeskunst zu einem Werk, dem Kamasutra, zusammenfasste. Er gibt dabei sämtlichen Spielarten der sexuellen Befriedigung das gleiche Recht – eine Diktatur der Pornografie und ihrer unendlichen Langeweile, wie sie heute grassiert, ist vor einem solchen Hintergrund undenkbar.

Tatsächlich ist das Kamasutra eine zeitlose Lektüre, der sich jeder von uns neugierig und lustvoll bedienen kann, um den Akt der Liebe bewusster zu genießen. In diesem Buch erfahren Sie alles Wissenswerte über die traditionelle Liebeskunst und lernen die 100 beliebtesten Kamasutra-Stellungen kennen.

Genießen Sie sich!

DIE KUNST

DER LIEBE

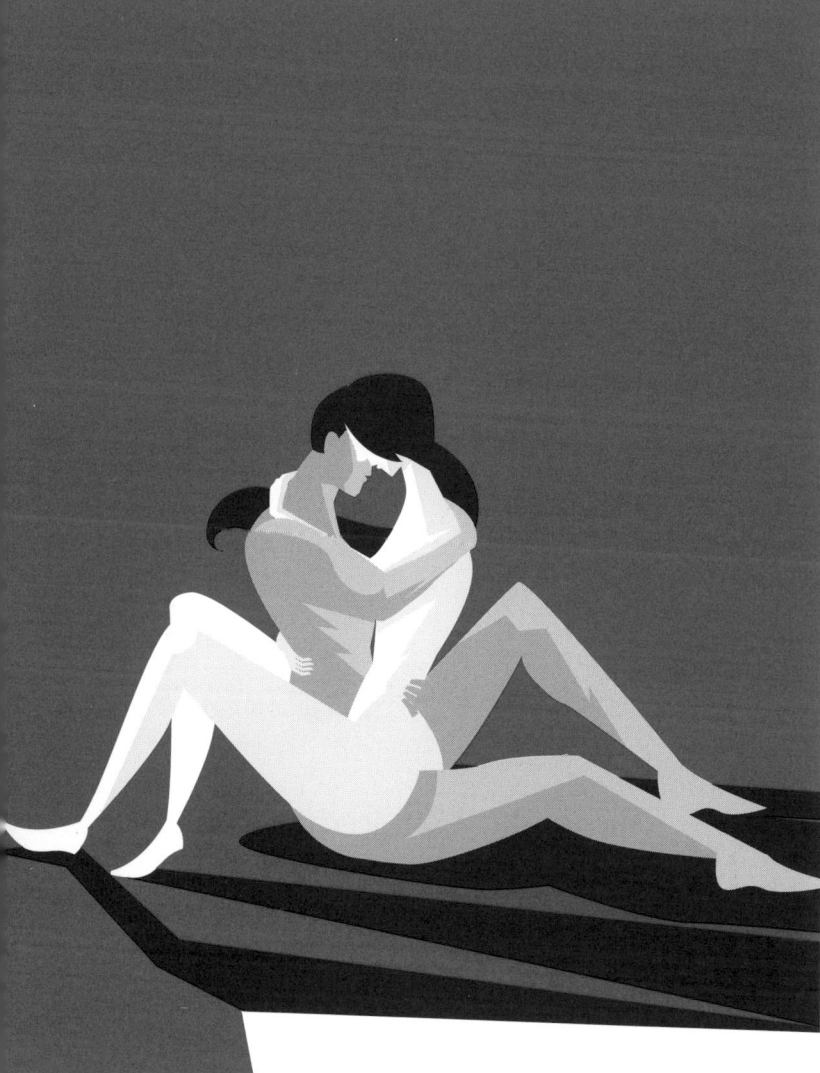

DAS KAMASUTRA –
EIN JUWEL DER EROTISCHEN LITERATUR

Bis heute ist das älteste erhaltene indische Lehrbuch der Erotik, ein aus sieben einzelnen Büchern bestehender Liebesleitfaden, Objekt der Forschungen von Indologen und Kulturhistorikern. Die erste Übertragung des Kamasutra ins Englische übernahm Ende des 19. Jahrhunderts der berühmte Forscher und Orientalist Richard Francis Burton, der sich auch um die Übertragungen der Geschichten aus 1001 Nacht und des im 16. Jahrhundert verfassten persischen Erotikwerks *Der duftende Garten* verdient gemacht hat.

Der Verfasser des Kamasutra, Vātsyāyana Mallanaga, widmete sich dem Werk »in Keuschheit und höchster Versenkung« und schuf so am Südufer des Ganges im Nordosten Indiens ein teilweise wahres, teilweise idealisiertes Zeitgemälde, das geprägt war von einem luxuriösen Lebensstil, verfeinerter Lebenskunst und Ästhetik. Erotik durchdringt dabei jeden Aspekt des Alltags kultivierter Männer und Frauen aus der gesellschaftlich hoch stehenden Brahmanen-Kaste.

Das Kamasutra behandelt Fragen zum harmonischen Zusammenleben in einer Ehe wie auch zur gleichberechtigten Stellung der Geschlechter auf dem Liebeslager. Die Vorbilder für die Liebesstellungen stammen aus der Natur und Tierwelt sowie aus der altindischen Mythologie.

DIE 64 LIEBESTECHNIKEN

Der Weise Babhravya von Pancala, auf dessen Autorität in allen Fragen von Sex und Erotik sich Vātsyāyana häufig beruft, verkürzte das Kamasutra auf 150 Verse und 74 Abschnitte, in denen acht Varianten von acht Liebestechniken beschrieben werden: Umarmen, Küssen, Kratzen, Beißen, sexuelle Stellungen, Stöhnen, die Frau spielt die Rolle des Mannes und Oralverkehr. Aus diesem reichen erotischen Repertoire können wir heute schöpfen, ohne dass es uns zwischen den Laken je langweilig werden würde.

Verfasst wurde das Buch für wohlhabende junge Männer, die ihre Künste als Verführer und Liebhaber vervollkommnen wollten. Schließlich geht es um nichts weniger, als immer wieder gekonnt die Lust und Sinnlichkeit der Geliebten zu erwecken. Ausführlich werden in diesem Zusammenhang auch Ratschläge zur Verschönerung von Haut und Haar, zum erregenden Vorspiel, dem gekonnten Küssen, aber auch für leidenschaftliche Spielereien, wie Kratzen und Beißen, oder zur Herstellung von Sex-Toys, wie Dildos aus Edelmetall oder Horn, abgehandelt. Auch wenn manches eigentümlich oder sogar lustig anmutet, so scheinen die Prinzipien, denen die altindische Liebeskunst folgt, überaus zeitgemäß. Denn es geht um nichts weniger als darum, sich bewusst Zeit für die Liebe zu nehmen und diese ebenso aufmerksam zu praktizieren. So will man nie die schnellstmögliche Lusterfüllung erreichen, sondern das Hinauszögern der Ekstase, um im richtigen Moment zu einem starken und intensiven Höhepunkt des Liebesspiels zu kommen.

Die Praxis des Liebesaktes und die Beherrschung von 64 Liebeskünsten stehen im Mittelpunkt des Kamasutra. Doch die Lehre geht weit über die bloße Auflistung von Stellungen hinaus. Das Kamasutra orientiert sich dabei an den Lebenszielen eines Mannes – Religion, Macht und Lust – und der einer Frau, zu denen ebenfalls die genannten Liebeskünste gehören. Ausgehend davon geht es um die Rollen von Mann und Frau in ihrer Beziehung, um den Akt des Werbens, die Ehe, das Verhältnis zu anderen Frauen und Geliebten wie auch um den Besuch bei Prostituierten.

Seine Berühmtheit erlangte das Kamasutra jedoch durch die detaillierte Beschreibung verschiedenster Positionen beim Geschlechtsakt. Diese dienen bis heute als Inspirationsquelle, um die Leidenschaft im heimischen Bett anzufeuern, auch wenn es scheint, dass einige Positionen nur nach langjähriger Yogapraxis oder Leistungsturnen zu bewerkstelligen sind. Tatsächlich gibt es Kulturwissenschaftler, die vermuten, dass einige Positionen einfach der Fantasie des bildenden Künstlers der Abbildungen im Kamasutra entsprungen sind – vielleicht als Inspiration dafür, wie frei, abwechslungsreich und fantasievoll jeder von uns Erotik leben und genießen darf, wenn er es nur will.

EROTISCHE VARIATIONEN OHNE ENDE

Die sexuelle Lust (Rati) hat im Kamasutra zahlreiche Entsprechungen, was wiederum zeigt, wie variantenreich sich das Liebesspiel gestalten kann:

- Sexuelles Gefühl (Rasa),
- Liebe oder Ekstase (Priti),
- Gefühl und Höhepunkt (Bhava),
- Leidenschaft (Raga),
- Sexuelle Energie (Vega).

DIE SCHÖNSTE HAUPTSACHE DER WELT

Auf den nächsten Seiten werden Sie viel über die Künste des Liebens und der Verführung erfahren. Einiges kennen Sie vielleicht schon, anderes ist wahrscheinlich neu, manches mutet ziemlich akrobatisch an, kann aber auch viel Spaß machen – denn Lachen ist beim Sex, der schönsten Hauptsache der Welt, ausdrücklich erlaubt. Aber eines dürfte sicher sein: Die Lehren des Kamasutra zur gekonnten Verführung, der Kreation einer lustvoll knisternden Liebesatmosphäre, eines erregenden Vorspiels sowie ausgefeilter Finger- und Zungenspielereien und spannender, unterhaltsamer Stellungswechsel lassen aller Wahrscheinlichkeit kaum mehr Wünsche offen ...

Die verschiedenen Stellungsspiele, die Sie ab Seite 46 finden, bauen vom Schwierigkeitsgrad her aufeinander auf. Dabei finden Sie fünf unterschiedliche Icons, die Folgendes bedeuten:

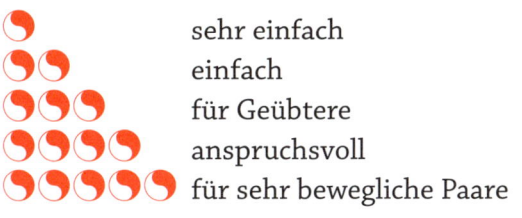

	sehr einfach
	einfach
	für Geübtere
	anspruchsvoll
	für sehr bewegliche Paare

Das heißt nun keinesfalls, dass Sie das Buch »durcharbeiten« müssen, um schließlich bei den besonders schwierigen Stellungen zu reüssieren. Es dient lediglich dem Hinweis, ob Sie es sich zu Beginn eines Liebesabenteuers etwas einfacher machen wollen, ob Sie als miteinander vertrautes Paar mal etwas Neues ausprobieren möchten, ein bisschen mehr Schwung in Ihr Liebesleben bringen wollen oder aus reiner Lust an der Freude ein bisschen ausgefallene Bettgymnastik betreiben möchten.

Nun kommt es darauf an, wie viel Raum Sie gutem, lustvollem Sex in Ihrer Beziehung einräumen. Denn dieser bereichert nicht nur Ihr Lebensgefühl, sondern kann einer Beziehung auch in stressigen Zeiten Halt geben und ihr diesen gewissen Kick verleihen. Tatsächlich erkennt man Paare, die ein erfülltes Sexleben haben, an einem ganz bestimmten Glow, der sie unbesiegbar und strahlend wirken lässt – sie sind Königinnen und Könige ihres Lebens.

Lieben Sie sich deshalb, wann immer Sie es sich gut gehen lassen wollen. Gönnen Sie sich einen kleinen, feinen Quickie auf dem Küchentisch oder zelebrieren Sie die Kunst des Liebens nach einem romantischen Date in einem extra zu diesem Zweck gebuchten Hotelbett im feinsten Haus der Stadt (oder in der kuscheligen Pension um die Ecke) oder im heimischen Schlafzimmer mit oder ohne Rosenblüten auf den Laken.

SEX ALS SPIRITUELLE ÜBUNG

Der Körper eines Menschen gilt im Hinduismus und im Buddhismus als Fahrzeug auf dem Weg zur persönlichen Weiterentwicklung. Deshalb sollten wir – so steht es in den über tausend Jahre alten vedischen Schriften – gut zu uns sein und den Körper auch gut pflegen, indem wir uns viel bewegen, uns gesund ernähren und auch guten Sex haben.

Mit diesem Buch, das Sie vielleicht vorher einmal durchgeblättert haben und bei dem Sie dann hoffentlich an der einen oder anderen Stelle hängen geblieben sind, um interessiert zu staunen oder auch ruhig einmal die Luft anzuhalten, können Sie Ihre Künste der Verführung und des Liebesspiels vervollkommnen oder auch einüben und so peu à peu mehr Erfahrungen sammeln. Werden Sie kundige Liebhaberin und Geliebter, üben Sie Ihre Sinnlichkeit. Denn guter Sex lässt sich, wie jede andere Lebenskunst auch, lernen – vorausgesetzt, Sie sind offen und neugierig auf Ihre erotischen Talente und die Ihres Liebespartners. Sprechen Sie gemeinsam über Wünsche und Vorlieben und worauf Sie Lust hätten, es auszuprobieren. Offenheit, Neugier, Spielfreude und Vertrauen sind die Basics für gelungenen Sex.

Und dann: Genießen Sie Ihren Sex als Wohlfühleinheit für zwischendurch, der Sie Alltagsblödsinn, Alltagsstress und Alltagsärger vergessen lässt. Allein der Blick in den Spiegel danach, wenn Sie beide auf Ihre Kosten gekommen sind, ist eine Belohnung, denn Sex hat ja diese wunderbare Nebenwirkung: Er macht zufrieden, stark, glücklich – und wunderschön!

KLASSIKER DER SEXLITERATUR

Das altchinesische *Tao der Liebe* kennt wie das Kamasutra viele Sexpraktiken und -stellungen, die alle dem Zweck dienen, die Verbindung eines Paares zu stärken und die Lebensenergie der Liebespartner zu bereichern. Mit dem Übergang zum Konfuzianismus wurde der Sex zum Tabuthema. Innerhalb der Traditionellen Chinesischen Medizin, die auch hierzulande immer mehr Anhänger findet, hat sich die Kunst zu lieben aber als eine der Säulen einer guten Gesundheit bis ins hohe Alter hinein erhalten.

»Darum, wenn die
beiden so in gegenseitiger
Geneigtheit schamhaft
wandeln, wird ihre Liebe
selbst in hundert Jahren
nicht zugrunde gehen.«

Vers 12.43

DAS KAMASUTRA-VORSPIEL

Vātsyāyana geht sehr genau auf die unterschiedlichen Arten ein, wie man die körperliche Liebe genießen kann. So behandelt er auf einigen Seiten zum Beispiel auch die Zeitdauer, die eine Runde Sex in Anspruch nehmen kann: Das geht vom Drei-Minuten-Quickie bis hin zum stundenlangen, tantrischen Hinauszögern des Höhepunktes. Hier ist alles möglich. Dabei berücksichtigt der Kamasutra-Autor auch, dass sich die Leidenschaft einer Frau in der Regel anders entwickelt als die eines Mannes. Mit der weiblichen Lust verhalte es sich wie mit einer sich drehenden Töpferscheibe, schreibt er: Diese dreht sich erst langsam und schwerfällig und wird dann nach und nach immer schneller und schneller, sodass sie nur durch die kunstfertige Hand des Töpfers gebändigt werden kann. Oder, anders ausgedrückt: »Dem Mann geht die Flüssigkeit aus, bevor sie der Frau ausgeht.« (Vers 8.36)

Natürlich gibt es auch Frauen, die auf einen eindeutigen Blick oder eine Berührung sofort anspringen, um dann im Bett ein wahres Feuerwerk zu entfachen. Vor allem bei jüngeren Paaren und frisch Verliebten ist das häufig der Fall. Oft verhält es sich jedoch so, wie von Vātsyāyana beschrieben, weshalb aus seiner Sicht auch erst dann gegenseitige Zufriedenheit herrschen kann, wenn sich der Liebespartner die Zeit nimmt, mit einem erregenden Vorspiel die Liebeslust seiner

Gefährtin zu wecken. Das gilt natürlich auch andersherum, doch die Erfahrung zeigt, dass SIE das Vorspiel noch mehr schätzt als ER, um sich zu entspannen und entsprechend in Fahrt zu kommen.

Ich will dich!

Dabei muss man sich für ein lustvolles Vorgeplänkel gar nicht unbedingt im selben Raum befinden und kann damit auch schon eine ganze Zeit vorher beginnen. Hinterlassen Sie beispielsweise kleine Hinweise auf Post-its auf dem Badezimmerspiegel als Erinnerungen an ein Sex-Date oder einen Kuss, den SIE ganz besonders liebt und den ER ihr demnächst zu schenken gedenkt. Lassen Sie einen Überraschungsstrauß Blumen ins Büro zu Ihrer Liebsten schicken, seien Sie liebevoll, immer möglichst absichtslos und ohne den direkt ausgesprochenen Wunsch, demnächst wieder fulminanten Sex miteinander zu haben – besonders dann, wenn Sie sich vielleicht erst zwei Tage später sehen und spüren werden. Die Wartezeit aufeinander tut ihr Übriges …

Der Clou beim eigentlichen Vorspiel ist dann das Erleben des Moments durch alle Sinne. Schalten Sie Ihren Kopf ein Stück weit aus und spüren Sie. Augen und Ohren, Nase und Zunge und vor allem die Haut als unser größtes Fühl- und Sinnesorgan können und sollen im Liebesakt auf ihre Kosten kommen und die Lust des geliebten Partners anstacheln.

EROTISCHE GEDANKEN

Fantasieren ist vor dem Liebesspiel ausdrücklich erwünscht. Denn nach Vātsyāyana lassen erst die Vorstellungkraft und die Gedanken erotische Liebesgefühle entstehen. Bei dieser Art von Erregung geschieht der Sex allein im Kopf – und da ist alles möglich. Regen Sie auch Ihre Fantasie an, indem Sie Ihre Gedanken um Ihr nächstes Liebesabenteuer und wie Sie es sich wünschen, kreisen lassen.

Guter Sex wird nicht nur von gegenseitigem Vertrauen, der Lust, sich dem anderen mit Haut und Haar hinzugeben und der gleichzeitigen Bereitschaft loszulassen bereichert. Er gewinnt auch ungemein durch ein angenehmes sinnenfrohes Ambiente.

Fühle dich geliebt

Wenn Sie sich vor dem Sex begegnen, seien Sie aufmerksam und zugewandt. Das betrifft ein spontanes Date von Frischverliebten ebenso wie das länger geplante Liebeswochenende eines berufstätigen Paares oder junger Eltern. Flirten Sie, lachen Sie und lassen Sie es sich gut gehen. Sorgen Sie dafür, dass Sie sich beide entspannen können und dass Ihnen kein ständiger Strom von To-do-Listen, Sorgen und Problemen durch den Kopf geht. Nehmen Sie sich Zeit füreinan-

»Die sichtbare, in der Welt wohlbekannte Liebe ist die sinnliche, da sie mit den vorzüglichsten Früchten ausgestattet ist, und die anderen sind ihr untergeordnet.«

Vers 7.41

der und tun Sie alles dafür, dass Sie ein paar Stunden lang ganz für sich und ungestört sind. Besonders für Letzteres gibt es Türschlösser und Mailboxen – und für Eltern mit jüngeren Kindern das Babyphon. (Die Luxusvariante wäre natürlich ein Babysitter und eine Nacht im Hotel – mit Ausschlafgarantie).

Ebenso wichtig für ein gelungenes kürzeres oder längeres Sexabenteuer ist ein ästhetisch ansprechender und gepflegter Platz für Ihr Liebesspiel. Es wirkt extrem abtörnend, wenn Kleidungsstücke vom Vortag oder alte Socken herumliegen, wenn das Bett nicht gemacht oder das Badezimmer nicht aufgeräumt ist. Wer hat schon Lust auf eine heiße Nummer unter der Dusche, wenn diese fleckig ist? Und wer will Sex mit jemandem, der offenbar sein Leben nicht im Griff hat und einen auf ›Ewiger Student‹ macht (sofern man nicht selbst Studentin ist, aber selbst diese schätzt es als weibliches Wesen, wenn man ihr mit Respekt begegnet und dazu gehört eben auch ein angenehmer Rahmen für das Liebesabenteuer).

Du bist etwas Besonderes

Wenn Sie mehr Zeit füreinander haben, planen Sie vielleicht sogar ein Abendessen mit besonderen Verführungsqualitäten und aphrodisierenden, lustfördernden Zutaten wie Austern und Kaviar, Spargel und Erdbeeren, Granatapfel und Schokolade. Ideal sind kleine, feine Gerichte, die man vielleicht auch in die Hand nehmen und mit denen man sich gegenseitig füttern kann. Dazu ein schön gedeckter Tisch, der verrät, dass Sie Wert auf Stil legen und dass Sie auch warten können, sonst könnten Sie ja auch eine Pizza als Liebesmahl bestellen. Die meisten sinnesfrohen Frauen schätzen Männer sehr, die gut kochen können, da dies Lebenskunst und Raffinesse verrät. Vielleicht ist ein Koch, der seine Gerichte perfekt würzt und nuancenreich abstimmt, genauso kreativ und sinnlich im Bett? Andererseits kann eine Frau, die gern gut isst und genießt, auch eine besonders sinnliche Gefährtin auf den Liebeslaken sein. Sicher ist: Genau wie ein Mann sich geliebt fühlt, wenn eine Frau für ihn kocht, so fühlt eine Frau sich umsorgt und geschätzt, wenn ein Mann sich für sie in die Küche und an den Herd stellt.

Du bist so schön

Der Autor des Kamasutra rät zudem, dass sich beide Liebende vor ihrer Begegnung sorgfältig pflegen, kleiden und schmücken sollten. Geben Sie ihm oder ihr auch dadurch das Gefühl, etwas Besonderes zu sein. Aber seien Sie behutsam im Umgang mit Parfums oder Deodorants, die ein Verlangen unter Umständen regelrecht ersticken können. Subtiler und sexyer ist immer eine leichte Duftnote als eine zu intensive, außer beide Liebespartner haben weniger ausgeprägte sensible Sinne. Außerdem übertünchen Sie im Zweifelsfall Ihre körpereigene Chemie in Form von natürlichen Duftstoffen, die beim Gegenüber viel Lust erregen können. Das hat nichts mit Körpergeruch zu tun, der durch tagelangen Verzicht auf Dusche oder Badewanne zustande gekommen ist ... Der Geruchssinn ist ein archaischer Sinn, der stark mit unserer Gefühlswelt verbunden ist. Der Duft eines Menschen kann sich unvergesslich einprägen und genauso, wie er einen mit Abscheu erfüllen kann, kann er einen nicht nur während des Liebesspiels in Ekstase versetzen.

Genießen Sie die gemeinsame Zeit vor Ihrer erotischen Begegnung. Wenn Sie sich nicht zu Hause treffen, können Sie vorher noch ausgehen und den Moment Ihrer erotischen Begegnung so hinauszögern. Sie können im Kino Händchen halten, sich heimlich streicheln und sich verführerische Dinge ins Ohr flüstern. Oder Sie gehen tanzen und stimmen sich so schon auf eine leidenschaftliche Nacht ein. Denken Sie, während Sie sich aufeinander vorbereiten, an den anderen. Überlegen Sie, was Sie an seinem oder ihrem Körper besonders lieben, was Sie gern anfassen (würden) und wo und wie sie ihn oder sie küssen möchten. Machen Sie sich zärtliche Gedanken und entwickeln Sie leidenschaftliche Fantasien. Guter Sex beginnt immer zuallererst im Kopf.

Entspanne dich, genieße unsere gemeinsame Zeit

Wenn Sie schön länger zusammen sind, greifen Sie zum Telefon oder schreiben Sie eine sexy WhatsApp, in der Sie ihm oder ihr sagen, auf was Sie sich besonders freuen, dass Sie ihn oder sie gern an einer bestimmten Stelle küssen möchten oder dass Sie gerade dabei sind, sich auszuziehen, um gleich zu duschen, um sich für ihn oder sie schön zu machen. Erzählen Sie, worauf Sie gerade Lust haben und was Sie später gern mit ihm oder ihr anstellen würden. Das kann sehr viel Spaß machen, vor allem, wenn der eine von Ihnen beiden im Meeting oder in der S-Bahn sitzt oder beim Einkaufen in der Supermarktschlange vor der Kasse steht. Wenn Sie anschließend unter der Dusche stehen oder in der Badewanne liegen, stellen Sie sich vor, wo Sie gern berührt und geküsst werden möchten.

Wenn Sie sich dann gegenüberstehen, halten Sie es noch weiter aus und plänkeln Sie ruhig noch eine Weile weiter. Falls Ihr Partner von der Arbeit kommt, lassen Sie ihm ein Bad ein, kredenzen Sie ihm ein Glas Champagner oder einen kühlen Weißwein und setzen Sie sich zu ihm. Plaudern Sie miteinander, vielleicht mag Ihr Partner es, wenn Sie ihm zärtlich den Rücken einseifen oder die Haare waschen. Vielleicht liebt er es auch, wenn er sich noch ein paar Momente alleine entspannen kann. Lassen Sie ihrer beider Begehren stetig wachsen, damit es sich später in reiner Lust aufeinander entladen kann.

Das fühlt sich gut an

Mit Berührungen geht es weiter. Für Vātsyāyana ist eine Umarmung immer Ausdruck von Liebe. Dazu gehören auch spontane zufällige Berührungen während des verbalen Vorspiels. Beispielsweise wenn Sie einander im Vorbeigehen zärtlich mit den Fingerspitzen streifen, nebeneinander oder einander gegenüber sitzen und sich ihre Oberschenkel berühren oder Sie mit den Füßen des anderen spielen. Je unbeabsichtigter und zufälliger diese Berührungen wirken, desto reizvoller sind sie. Vātsyāyana nennt diese Arten »Umarmungen von zwei Liebenden, die noch Verstecken voreinander spielen und nicht miteinander geschlafen haben«. Dazu gehört beispielsweise auch, wenn sie zart im Vorbeigehen mit ihren Brüsten an seinem Oberarm vorbeistreicht. Im Kamasutra nennt man diese Umarmung »Stechen«. Eindeutiger wird es dann, wenn beide bei der »mahlenden« Umarmung aneinanderstoßen und sich ganz spüren. »Pressend« ist sie, wenn er oder sie an einer Wand lehnt oder am Kühlschrank in der Küche. Reiben Sie sich aneinander, um sich dann wieder loszulassen. Eng umschlungen geht es erst später zu Sache, wenn eine gelungene Verführung und das Vorspiel zum Liebesakt führen.

Im Kamasutra beschreibt Vātsyāyana vier Umarmungen oder Formen des Streichelns für das Vorspiel:

- *Schlingende Ranke:* Beide stehen hierbei, dann umschlingt SIE den Mann und zieht seinen Kopf zu sich, um ihn zu küssen.
- *Besteigen des Baumes:* Beide stehen, sie setzt einen Fuß auf den Fuß ihres Liebsten und den zweiten auf seinen gebeugten Oberschenkel oder schlingt ihr Bein um ihn, während sie mit dem einen Arm seinen Rücken umfasst und mit dem anderen seine Schultern herabbeugt.
- *Sesam und Reis:* Sie liegen auf dem Bett und umarmen sich mit verschränkten Armen und Beinen so, als ob Sie sich miteinander mischen – oder miteinander ringen – würden.
- *Milch und Wasser:* Sie sitzt rittlings und ihm mit dem Oberkörper zugewandt auf seinem Schoß und beide umarmen sich »blind vor Leidenschaft«, wie es im Kamasutra heißt, als wollten sie ineinander eindringen.

Aber es geht noch weiter mit vier engen Umarmungen einzelner Körperteile:

- *Enge Umarmung der Schenkel:* Dies funktioniert im Liegen und nur bedingt im Stehen. Dabei werden die Schenkel als Klammer eingesetzt, um einen oder beide Schenkel des Partners zusammenzudrücken und sich daran zu reiben.

- *Enge Umarmung der Becken:* Die Frau springt »mit gelösten, fliegenden Haaren« auf den Mann und presst ihr Becken gegen seines, um ihn zu kratzen, beißen, schlagen oder zu küssen – denn ja, auch Kratzen und Beißen gehören im Kamasutra (nach Belieben) zum Vorspiel.
- *Umarmung der Brüste:* Hier presst sie ihre Brüste an seine Brust, sodass er ihre Rundungen spüren kann.
- *Stirnumarmung:* Sie ist vergleichsweise sanft. Ein Partner berührt dabei den anderen Mund an Mund, Stirn an Stirn.

Ich will mehr

Das Küssen geht im Grunde schon über das Vorspiel hinaus und leitet das Liebesspiel ein – oder auch nicht. Es gibt kaum ein untrüglicheres Zeichen bei Frischverliebten, ob sie auch im Bett Spaß miteinander haben, als das Küssen. Egal, ob feucht oder kühl, kurz oder lang, der Kuss muss passen. Dann und nur dann macht er weiche Knie oder lässt einen noch gerade rechtzeitig die Flucht ergreifen. Für viele Männer ist der Kuss das »Ja« zum Sex. Liebespaare, die schon länger zusammen sind und sich immer noch sexy finden, zeigen durch den Kuss, wie sehr sie den anderen begehren.

Außerdem sind Lippen, Zunge und Mundschleimhaut mit ähnlich sensiblen Körperzellen ausgestattet wie in der Vulva und am Penis – Yoni und Lingam, wie sie auf Sanskrit heißen. Geküsst werden darf überallhin, wo es der Partner liebt. Kaum etwas ist erregender auf der Haut als die Lippen des anderen. Geküsst wird im Kamasutra auf »Stirn, Haar, Wangen, Augen, Brust, Busen, Lippen und das Innere des Mundes«, aber auch »dorthin, wo Schenkel und Leib zusammenkommen«. Beim ersten Mal sollte man dies nicht zu aufdringlich tun, warnt der Kamasutra-Autor. Ist ein Paar vertraut, darf es sich im Rausch der Leidenschaft überallhin küssen, allerdings sollte man sich hier immer des Vertrauens seines Partners gewahr sein, und des Wissens, ob er das mag oder (noch) nicht. Vātsyāyana unterscheidet drei Küsse für Anfänger und Anfängerinnen:

- *Der beiläufige Kuss:* Wenn er (oder sie, bei Vātsyāyana haben beide Liebespartner gleiche Rechte) sie packt und seine Lippen ohne weitere Bewegung auf die ihren legt. Man könnte sagen, dass diese Art zu küssen etwas für Mutige ist, die nicht gleich zu aufdringlich sein wollen.
- *Der pochende Kuss:* Auch eine Variante für eher schüchterne Menschen ist es, wenn er oder sie die Unterlippe des anderen ganz zart mit der eigenen zu ergreifen versucht. Dabei liegt der Mund natürlich bereits auf

den Lippen des anderen, man traut sich nur noch nicht so richtig, die Lippe mit beherztem Knabbergriff und unter Einsatz von Oberlippe UND Unterlippe zu ergreifen, daher das zarte Anklopfen beziehungsweise »Pochen« …

- *Der bürstende Kuss:* Eine sehr süße Variante mit neckischem Einschlag. Sie nimmt sanft seinen Kuss, bedeckt mit ihrer Hand seine Augen und leckt zart mit ihrer Zungenspitze über seine Lippen.

Dann gibt es noch weitere Variationen für Verspielte und Küssfreudige:

- Der *Oberlippenkuss*, bei dem er mit seinen Lippen ihre Oberlippe festhält, während sie ihn küsst.
- *Schale* nennt man es, wenn einer von beiden die beiden Lippen des anderen festhält, indem er sie mit beiden Lippen umklammert. Dabei kann man mit seiner Zunge die Zähne, den Gaumen und die Zunge des anderen erkunden, landläufig bekannt als »Zungenkuss«. Je nach Leidenschaft und Temperament können die Küsse auf Mund und Zähne auch härter ausfallen. Vātsyāyana betont jedoch, dass es immer auf die Persönlichkeit des Liebenden ankommt, ob er nun mäßig, gepresst, mit runden Lippen oder sanft küsst – auf anderen Körperteilen natürlich der jeweiligen Stelle entsprechend.

KOMM DOCH NÄHER

Schön ist das Annäherungsspiel, bei dem er oder sie die Finger des anderen oder seine nackten Zehen küsst. Sehr liebevoll und aufreizend ist auch die Geste, sich in einer kurzen Küss- oder Streichelpause auf den Schenkel seines Partners zu legen, als ob man sich ausruhen wolle und dann sanft seine Schenkelinnenseiten küsst.

Im Kamasutra gehört das Kratzen und Beißen ebenso zum Liebesritual wie das Umarmen, Streicheln oder Küssen. Aber auch hier zählen das Temperament der Liebespartner und ihre Vertrautheit miteinander, und »es soll nicht ständig eingesetzt werden«. Empfehlenswert sind die Techniken des Kratzens und Beißens als besonderer Ausdruck von Leidenschaft, die ja nicht immer von Wut zu unterscheiden ist – beim ersten Mal seit langer Zeit, nach der Rückkehr einer oder eines zornigen Geliebten oder kurz vor einer Trennung auf Zeit, bei der sich die Geliebten Markierungen setzen, »damit sie sich seiner erinnern«. Auch dies ist sicher eine Geschmacksfrage, aber in der Liebe ist fast alles erlaubt, sofern beide Partner damit einverstanden sind.

Die sanfteste Variante ist auf jeden Fall das Hervorrufen einer Gänsehaut, für das nicht zu lange Nägel ganz nah zusammengebracht werden und zart über Kinn, Brüste oder die Unterlippe bewegt werden. Dabei wird keine äußerlich sichtbare Spur hinterlassen, sondern es entsteht durch die Sanftheit der Berührung ein Kitzel in Form einer Gänsehaut.

Das Beißen im Kamasutra würden wir unter dem landläufigen Begriff »Knutschen« und den sich daraus ergebenden »Knutschflecken« wohl besser verstehen. Denn nichts anderes beschreibt der Kamasutra-Autor mit dieser Technik. Das sieht im besten Fall dann so aus:

Eine besonders schöne Art, sich gegenseitig zu verwöhnen, sind Küsse an Yoni und Lingam, für Vātsyāyana Spielarten von Sex, die nicht immer gebräuchlich sind – aber das sind bestimmte schwierigere Stellungsspiele auch nicht unbedingt. Kundige jedoch wissen, dass sich diese Spielarten des Oralverkehrs sowohl für ein lustvolles Vorspiel eignen wie auch für eine Sexpraxis, mit der beide Partner mit an hundertprozentiger Wahrscheinlichkeit zum Orgasmus gelangen – außer sie nutzen dies, um sich für weitere Stellungsspiele heißzumachen.

»Indem sie ihn bei den Haaren packt, soll sie darauf seinen Mund trinken, indem sie ihn emporrichtet; soll sich fest an ihn pressen und vom Rausche getrieben ihn hier und dort beißen.«

Vers 12.37

Tiefe Lust für Sie

Wenn er sie küsst, hat sie es am bequemsten, wenn sie dabei liegt oder ihre Beine über seine Schultern hängt, sodass sie sich mit ihren Fingern mit wachsender Leidenschaft in sein Haar krallen kann. Er kann sie mit Küssen auf Gesicht und Mund, den Hals entlang mit kurzen Stopps an ihren Brüsten und Burstwarzen abwärts – auch mit kleinen zärtlichen Bissen und Lecken – verwöhnen und an den Innenseiten ihrer Oberschenkel damit weitermachen, bis sie es vor Erregung kaum mehr aushält und ihn beziehungsweise seinen Kopf in ihre Mitte bewegt, wo die Männer, wie Vātsyāyana schreibt, »dabei vorgehen, als küssten sie einen Mund«. So kann das beglückende Spiel mit der Zunge weitergehen. Warten Sie zwischendurch und nehmen Sie wahr, wie Ihre Liebste auf Ihre Berührungen reagiert. Machen Sie bewusst Pausen, auch wenn sie nach mehr verlangt.

Reckt sie Ihnen ihr Becken entgegen, stöhnt sie vor Lust? Lassen Sie sich von ihr dirigieren, wenn Sie das gern möchte, und streichen Sie zum Auftakt einmal von unten nach oben bis zur Klitoris und einmal von links nach rechts. Je zarter die Berührung ist, desto elektrisierender wirkt sie. Wiederholen Sie das ein paar Mal, züngeln Sie auf der Klitoris oder nehmen Sie die Vorhaut von ihr sanft zwischen Ihre Lippen und saugen Sie daran (hierbei behutsam vorgehen, damit sie nicht überreizt wird und die Lust verliert). Mit der

Zeit können Sie den Druck der Zunge etwas erhöhen und entweder mit der breiten Zunge über den Schambereich lecken oder mit der Zungenspitze die Klitoris weiter stimulieren.

ROSENZÄPFCHEN UND YONICREME

Manche Bio- oder Naturläden bieten wunderbare Kräutermittel zur schützenden Pflege der empfindlichen Yoni-Schleimhaut an, wie zum Beispiel »Rosenzäpfchen« (auch sehr wohltuend bei einer Neigung zur Scheidentrockenheit) oder Yonicreme für die sinnliche Yonimassage. Für Männer gibt es Lingam-Massagegels mit aphrodisierenden Pflanzenzusätzen.

Sie können auch versuchen, mit dem Mittel- oder Ringfinger von innen den oben liegenden G-Punkt zu massieren, bis sie es nicht mehr aushält und sich entlädt. Die Lage des Punktes lässt sich lokalisieren, wenn Sie den Finger drei bis fünf Zentimeter an der Vorderseite einführen und von dort mit den Fingerkuppen sanft in Richtung Bauch drücken.

Diese kleine Lustzone kann sich ein wenig rau anfühlen und leicht erhaben sein. Die besten Positionen zur G-Punkt-Stimulation beim Sex sind:

- Wenn er sie von hinten beglückt.
- Wenn sie oben liegt und ihm ins Gesicht oder – noch besser – zu seinen Füßen sieht.
- Wenn er oben ist und sie ihre Beine über seine Arme oder an seine Schultern legt.

Tiefe Lust für Ihn

Ähnlich wie der Cunnilingus, wie man das Küssen der Yoni heutzutage nennt, war die Fellatio, das Beglücken des Lingam mit dem Mund, eher eine Praktik für »Lebemänner«. Aber auch für die Krähenstellung, bei der sich Mann und Frau gegenseitig küssend auf Yoni und Lingam beglücken, ist diese Technik unentbehrlich. Er kann sich dabei aussuchen, ob er lieber auf dem Rücken liegend genießt, sitzt und sie vor ihm kniet oder ob er steht.

Sollte er liegen, kann sie sich neben ihn knien und sanft seinen Lingam streicheln – von der Wurzel bis zur Eichel. Wenn er es mag, kann sie auch seine Hoden kraulen und leicht in der Hand drücken. Dann beugt sie sich zu ihm herab, bedeckt die Eichel mit drei knospenartig geschlossenen Fingerspitzen und streift den Lingam seitlich mit geschlossenen Lippen. Dann küsst sie die Eichel, fährt mit der Zunge ringförmig ein paarmal um sie herum und hält währenddessen den Lingam in ihrer Hand. Sie kann das Spiel mit den geschlossenen Lippen, die sie auf und ab bewegt wiederholen und schließlich den Lingam mit der breiten Zunge lecken. Jetzt nimmt sie die

Eichel in den Mund und streift die Lippen stetig und in ihrem Rhythmus von oben nach unten bis zur Lingamwurzel, eine Variante, die die meisten Männer sehr erregend finden. Der Druck der Lippen kann dabei ruhig etwas fester sein. Gleichzeitig kann sie die Prostata, das ist die Region zwischen After und Hoden sanft mit den Fingern massieren, um ihn so schier um den Verstand zu bringen. Auch die Hoden kann sie zwischendurch in den Mund nehmen und mit der Zunge massieren. Ob sie den Lingam beim Orgasmus im Mund behalten will, ist ihr überlassen. Sie kann den krönenden Abschluss auch mit den Händen bereiten oder ihn zwischen ihren eingeölten Brüsten kommen lassen, während sie seitlich neben ihm liegt oder zwischen seinen Beinen kauert.

DIE KRÄHENSTELLUNG

Sie ist ein Klassiker des Vorspiels aus dem Kamasutra. Legen Sie sich dazu umgekehrt nebeneinander, mit dem Kopf zu den Füßen des Partners. Sie winkelt den oben liegenden Oberschenkel leicht an, spreizt ihn und führt seinen Kopf zu ihrer Mitte. Seine Lippen befinden sich so auf der Höhe von Yoni und Klitoris, ihr Mund auf der Höhe seines Lingams und der Hoden. Nun küssen und lecken Sie sich beide mit Lippen und Zunge und bringen sich langsam, aber sicher in Fahrt.

13 TIPPS ZUR LUSTSTEIGERUNG

»Da Männer und Frauen von derselben Natur sind, empfinden sie die gleiche Lust«, heißt es im Kamasutra. Idealerweise spüren Liebende immer genau hin, was dem anderen gefällt. Sex sollte Ihnen beiden den größtmöglichen Genuss bereiten, Spaß machen und keinen Stellungs- oder Leistungsstress verursachen. Achten Sie aufmerksam auf die Reaktionen Ihres oder Ihrer Geliebten, um Tempo und Intensität des Liebesspiels entsprechend anzupassen.

- Küssen Sie sich, bevor es losgeht, ausgiebig und lange. Männer betrachten tiefe Küsse generell als Einladung zum Sex, Frauen tauen unter guten, kunstfertigen Küssen richtig auf. Zelebrieren Sie dabei Ihre Küsse (keine Schwamm- und Schlabbertechnik einsetzen, das törnt ab!), spielen Sie mit Intensität, Druck, von zart wie ein Schmetterlingsflügel bis hin zu lustvollem Zungenspiel. Jeder Kuss zeigt sehr deutlich, worauf Sie beide Lust haben und wie Sie sich Ihr Liebesspiel miteinander vorstellen: leidenschaftlich, verspielt, zärtlich, experimentierfreudig …

- Tipp für Sie: Setzen Sie bei liegenden oder sitzenden Liebesstellungen bewusst Ihren Beckenboden als

Lustfaktor ein. Wenn er eindringt, ziehen Sie Ihre Beckenbodenmuskulatur fest zusammen, wenn er zurückweicht, entspannen Sie sich. Damit bringen Sie ihn zum Wahnsinn und tun nebenbei auch noch etwas für eine sexy, feste Körpermitte.

- Dass beide gemeinsam einen Orgasmus haben, ist eher selten, aber trotzdem ein Wunschtraum vieler Paare. Meistens kommen Mann und Frau nacheinander. Gentlemen geben Ihrer Liebsten den Vorrang, indem Sie sie mit Finger- und Zungenspielen, mit Zuhilfenahme von Federn oder auch einem sanften Rasierpinsel und gezielter G-Punkt-Stimulation verwöhnen. Hauptsache, Sie lassen sich nicht unter Druck setzen. Ein Orgasmus ist schön und wunderbar entspannend, aber er macht einen Liebesakt nicht perfekt. Auch hier gilt die Spruchweisheit: »Der Weg ist das Ziel« – und das kann auch ein lustvolles Toben oder kuscheliges Schmusen zwischen den Laken sein, ohne sich anschließend zu ergießen.

- Stimmen Sie sich vor Ihrem Liebes-Date geistig darauf ein. Stellen Sie sich die Begegnung mit Ihrem oder Ihrer Liebsten so detailliert wie möglich vor, planen Sie ruhig auch verrückte Sachen. Dass Sie sich in der Küche auf dem Tisch lieben oder in der Badewanne. Vielleicht empfangen Sie ihn auch in besonders aufreizender Kleidung oder ganz im Gegenteil hochgeschlossen, sodass er viele Knöpfe öffnen muss, um zum Ziel zu gelangen. Je intensiver die Vorstellung, desto schneller sind Feierabendmüdigkeit, Stressgefühle, Gedanken an den nächsten Arbeitstag oder den Elternabend oder vielleicht sogar eine allgemeine Lustlosigkeit verflogen. Was möchten Sie, dass er oder sie mit Ihnen anstellt? Wie wird sich das anfühlen? Spüren Sie schon das Kribbeln zwischen Ihren Lenden? Sex ist Lebendigkeit und Lebensfreude, lassen Sie sich darauf ein!

- Berühren Sie sich, massieren Sie sich. In Drogeriemärkten gibt es eine reiche Auswahl an hochwertigen Körperölen. Verreiben Sie das Öl zwischen den Handflächen, sodass es körperwarm ist, und massieren Sie dann mit den Fingerspitzen vom Haaransatz oder dem Nacken – je nachdem, wie Ihr Liebster oder Ihre Liebste liegt, ob auf dem Bauch oder dem Rücken – bis hinunter zu den Fersen beziehungsweise den Zehenspitzen. Die Massage können Sie natürlich auch während des Liebesspiels fortsetzen und gezielt ihre Yoni oder seinen Lingam mit feuchten Händen und Fingern verwöhnen. Das ist fast so lustvoll wie mit der Zunge.

- Lust auf Spiel: Verwenden Sie doch den Körper Ihrer oder Ihres Liebsten als Tablett für feine, kleine Vorspeisen. Vielleicht verteilen Sie kleine Obststückchen auf ihm oder ihr und naschen diese mit kleinen zarten Bissen von ihm oder ihr herunter. Oder Sie bepinseln ihn oder sie mit geschlagener Sahne oder Schokosauce. Sie können auch mit einer Feder, die Sie in Schoko- oder Beerensauce tunken, Liebesschwüre oder sexy Kosenamen auf seinen oder ihren Körper schreiben und diese danach genussvoll ablecken. Lecker ist auch Champagner oder Fruchtsaft, den sie tropfenweise über die Brustwarzen gießen oder in den Bauchnabel, um ihn anschließend langsam und genüsslich abzulutschen.

- Verschaffen Sie ihm mit einer gekonnten Lingam-Massage vorher ein besonderes Vergnügen oder bringen ihn so sogar zum Orgasmus, wenn die Zeit mal knapp ist, Sie ihn aber verwöhnen möchten. Dazu ölen Sie Ihre Hände ein oder verwenden ein spezielles Lingam-Massageöl und massieren zunächst seine Hoden und seinen Beckenboden unterhalb der Prostata. Allein das dürfte ihn schon richtig heiß machen. Dann verschränken Sie Ihre Finger und legen beide Daumenspitzen an seine Eichel. Jetzt verstärken Sie den Griff und lassen Ihre Hände von oben nach unten über die Eichel bis zum Schaft hinuntergleiten. Wiederholen Sie das ein paar Mal.

- Sie möchten Ihre Liebste durch gekonntes Zungen-spiel um den Verstand bringen? Dann versuchen Sie die folgenden Varianten:

- Sie geht vor dem Bett in den Vierfüßlerstand und stützt sich mit ihren Ellbogen auf der Matratze ab. Er legt sich mit dem Gesicht unter ihre Yoni und sie senkt sich so weit nach unten ab, dass er sie bequem mit kraftvollen und nach oben gerichteten Bewe-gungen der Zunge lecken kann.

- Sie sitzt am Bettrand oder auf einem Stuhl und er kniet sich vor sie auf den Boden. Am besten stützt sie sich nach hinten ab, dann kann er sich ganz auf das Verwöhnspiel konzentrieren. Gleichzeitig kann er, um sie noch stärker zu erregen, seine Finger ein-setzen.

- Lust auf Rollenspiele? Für Paare, die sich schon länger gut kennen, oder spielfreudige kreative Naturen mit Humor sind bestimmte Szenarios besonders sexy. Die Klassiker: Der robuste Handwerker verführt die Zauberfee in ihrer Küche, der Arzt vernascht die liebeshungrige Krankenschwester, die Chefin ver-führt ihren Sekretär, der coole Taxifahrer ist scharf auf eine heiße Nummer mit seinem Fahrgast, die reife Superfrau will den jungen, noch unbedarften

Studenten. Wenn Sie Lust darauf haben, verkleiden Sie sich und improvisieren die Szene. Schlüpfen Sie in die Haut eines anderen, vielleicht kommen dabei ganz neue Stellungsspiele heraus, an die Sie sich bislang noch gar nicht herangetraut haben.

- Machen Sie sich schön, bevor Sie sich mit Ihrer oder Ihrem Geliebten aufs Liebeslager begeben. Gönnen Sie dabei auch Körperpartien, die sonst gern mal vernachlässigt werden, besondere Aufmerksamkeit. Besonders die Füße mit ihren empfindlichen und teilweise erogenen Reflexzonen werden es Ihnen danken. Auch schöne gepflegte Hände und Nägel machen Spaß beim Liebesspiel.

- Ein Vorspiel in einem warmen Bad kann vor allem zur kälteren Jahreszeit sehr erotisieren. Bestimmte Badezusätze aus ätherischen Ölen zum Beispiel aus Rose, Rosmarin oder Muskatellersalbei wirken aphrodisierend und entspannend zugleich. Wenn Sie sich in der Wanne gegenübersitzen, massieren Sie einander spielerisch mit den Füßen alle möglichen Stellen des Körpers. Erregen Sie sich dabei mit Fantasien, was Sie nach dem Bad alles miteinander anstellen möchten.

- Vor dem Liebesspiel können Sie eine Kleinigkeit essen, am besten ein paar liebevoll und raffiniert zubereitete Vorspeisen, begleitet von einem fruchtigen oder prickelnden Drink. Danach können Sie sich gemeinsam ins Bett kuscheln und Ihr Vorspiel einmal ganz anders gestalten. Suchen Sie sich dazu vorher erotische Texte und Gedichte, die Sie sich gegenseitig vorlesen können, um sich damit sinnlich einzustimmen. Autoren, die wunderbar über Leidenschaft, Begehren, Liebe und Hemmungslosigkeit erzählen können, sind Henry James und Anaïs Nin, D. H. Lawrence, Alberto Moravia oder Rebecca Miller.

- Zögern Sie das Verlangen Ihres oder Ihrer Liebsten ruhig etwas hinaus oder machen Sie einfach das Gegenteil von dem, was er oder sie will. Verlangt sie nach schnelleren Stößen, gehen Sie es ruhiger an. Will er, dass Sie sich umdrehen, drücken Sie ihn aufs Bett und machen das mit ihm, was er mit Ihnen machen wollte. Das geht natürlich nur, wenn Sie beide Spaß an Stellungs- und Tempowechseln haben. Deshalb sind ein paar Änderungen der Spielregeln immer erlaubt, aber übertreiben Sie es nicht.

DIE 77 SCHÖNSTEN KAMASUTRA-STELLUNGEN

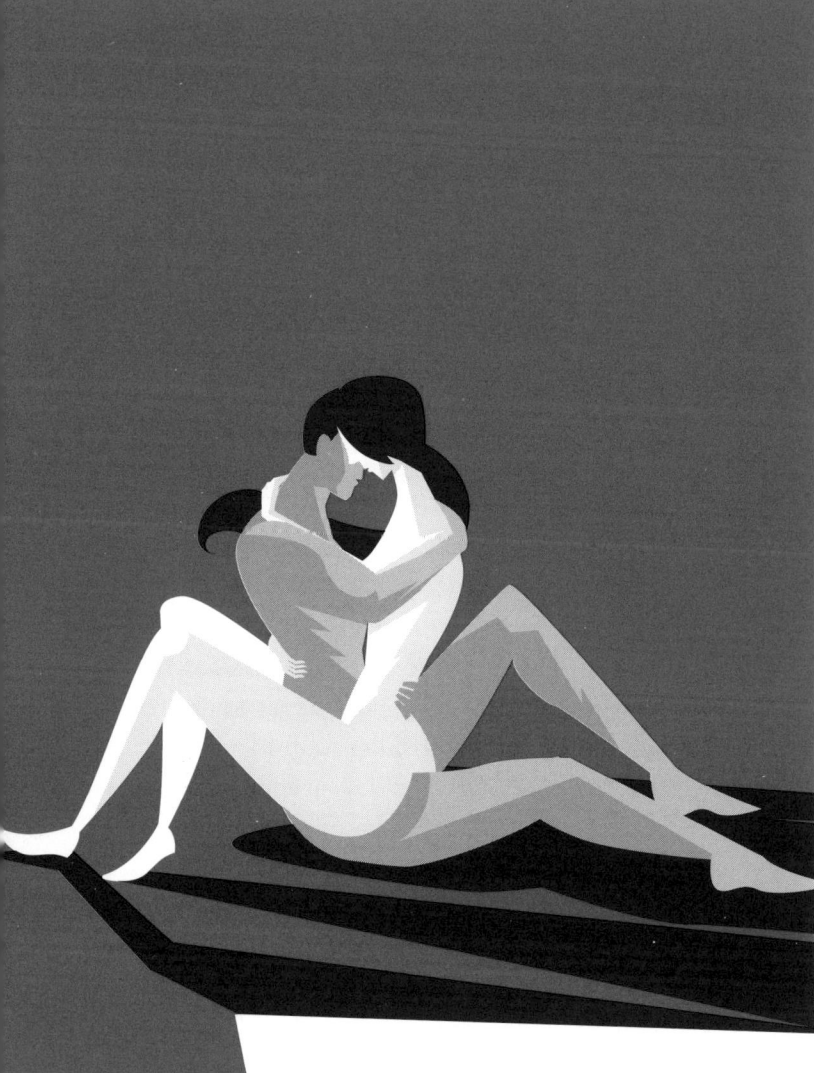

LIEBESSTELLUNGSSPIELE

Wenn Sie körperlich gut miteinander harmonieren, ihren Partner gern riechen und schmecken, wenn Sie beide voller Neugier und Spielfreude und Lust aufeinander sind, dann werden Sie viel und lange Spaß mit- und aneinander haben. Doch lediglich die passende Stellung für das Liebesabenteuer zu haben, ist nicht der Schlüssel zum sexuellen Glück. Vātsyāyana ordnet deshalb gern Paare einander zu – je nach Größe des Lingams und Tiefe der Yoni. Da sich das Kamasutra an der natürlichen Lebenswelt orientiert und damit an der Natur und Tierwelt, fand sein Autor folgende Entsprechungen: Männer mit einem großen Lingam dürfen sich Hengste nennen, ein Stier hat viel Energie und einen ebenfalls beeindruckenden Lingam (wenn auch nicht ganz so wie der Hengst), und der Hase hat vielleicht ein vergleichsweise kürzeres Gemächt, ist aber der fruchtbarste und damit potenteste aller Kandidaten.

Bei den Frauen gibt es die Elefantenkuh mit großer Yoni, die sich nicht hinter Schamlippen versteckt. In der indischen Mythologie steht der Elefant für Fruchtbarkeit und Kraft. Die Stute hingegen hat eher eine Durchschnitts-Yoni, weder zu groß noch zu klein, und vereint damit die Vorteile der Elefantenkuh wie auch die des dritten Typus, der Gazelle. Diese hat eine eher kleine und enge Yoni, was viele Männer als besonders lustvoll empfinden, die Stellungsspiele allerdings etwas einschränkt.

Da sich Gleich und Gleich in aller Regel gern zueinander gesellt, gelten im Kamasutra Verbindungen zwischen Hase und Gazelle, Stier und Stute und Hengst und Elefantenkuh als besonders beglückend. Andererseits können auch ungleiche Partner viel Spaß im Bett miteinander haben. Denn die richtige Stellung schafft es, auch anatomisch unterschiedlich gebaute Liebende zu vereinen. Schließlich geht es im Kamasutra nicht um Zentimeter, sondern um Qualität.

Hingabe und Loslassen

Nun macht die passende Sexstellung allein das Liebesspiel nicht perfekt, auch wenn die dem Anlass und der Lust entsprechende Position einen entscheidenden Teil dazu beitragen kann. Kleine Hilfen sind erlaubt, ebenso wie Tipps zur Luststeigerung. Kleine Veränderungen bei der Position, wie auch beim Stoßen des Lingams, mit denen der Mann durch unterschiedliche Eintrittswinkel verschiedene Lustpunkte in der Yoni massieren kann, wirken sehr erregend und lustfördernd für beide.

Vielleicht ist es genau das, was uns das Kamasutra lehren kann. Unser Spieltrieb wird angeregt, wir probieren unsere Körper aus, fühlen in uns, unsere Bedürfnisse und die des begehrten Partners hinein. So können wir herausfinden, was uns Befriedigung und erfüllende Beziehungsmomente verschafft. Außerdem lassen wir uns bewusst darauf ein, gemeinsam etwas Neues auszuprobieren und das gegenseitige Vertrauen und die Lust aufeinander zu feiern. Diese gemeinsame Erfahrung verbindet ein Paar.

Und denken Sie daran: Im Kamasutra ist der Weg das Ziel. Zögern Sie den Orgasmus bewusst hinaus, um ihn im richtigen Moment stärker zu empfinden. Es geht weniger darum, in kürzester Zeit so viele Stellungen und Positionen wie möglich einzunehmen. Im Mittelpunkt steht immer der langsame und genussvolle, stetig die Lust steigernde Akt der Liebe.

Nicht alle Stellungen in diesem Buch stammen aus dem Kamasutra, da das Kapitel zum Thema Sex nicht so überbordend ist, wie man es sich vielleicht vorstellen mag. Dazu ist der Mensch einfach so gebaut, wie er ist, und auch seine Sitz-, Steh- und Liegemöglichkeiten sind aus anatomischen Gründen begrenzt, weshalb einem die eine oder andere Stellung schon bekannt zu sein scheint – aber dann erkennt man doch noch einen unbekannten Twist, der für eine besondere Sensation zwischen den Laken sorgt.

Es gibt schier unzählige Variationen der klassischen Stellungen, bei denen mal ein Bein anders bewegt, ein Winkel verändert oder ein Detail um eine Winzigkeit abweichend ist. Und Sie selbst dürfen auch variieren, neue Positionen erfinden und dabei Ihren Sex-Fantasien freien Lauf lassen, sofern es Ihnen beiden dabei gut geht.

Die schönsten, lustvollsten und originellsten Liebesstellungen – die meisten von ihnen mit Sanskritnamen – finden Sie in diesem Buch versammelt. Lassen Sie sich inspirieren, probieren Sie eine der Stellungen auf den nächsten Seiten und machen Sie aus Ihrem Schlafplatz (wieder) eine Spielwiese der Lust, zelebrieren Sie einen ganzen Tag lang und immer wieder Ihre Liebe und entführen Sie einander in eine Welt voller Sinnlichkeit, Nähe und reiner Lust.

»Hierbei gibt es weder irgendein Bedenken noch ein Innehalten des Lehrbuches: wenn es zur Vereinigung in Liebeslust gekommen ist, ist dabei die Leidenschaft allein die treibende Kraft.«

Vers 16.31

ENGE VEREINIGUNG – SAYUJYA

Diese Stellung ist für beide Liebespartner sehr intim und schenkt besonders viel innigen Hautkontakt. Sie eignet sich wunderbar für einen morgendlichen Quickie, wenn beide noch schlaftrunken sind, aber schon Lust aufeinander haben. Danach bleibt noch genügend Energie für weitere Liebesspiele.

- Sie legt sich dazu bequem zurück, dreht sich auf die Seite und bettet ihren Kopf auf dem Ellenbogen oder dreht sich mit Schultern und Gesicht so zu ihm, dass sie ihn küssen kann.
- Er schmiegt sich von hinten an sie und streichelt und verwöhnt sie mit seinen Fingerspitzen. Wenn sie so weit ist und ihn aufnehmen möchte, presst sie ihren Po in seinen Schoß. Er spreizt mit seinen Fingern sanft ihre Oberschenkel, um leichter in sie einzudringen.
- Sie kann auch mit ihrem oberen Bein seines umklammern und er sie mit seinen Fingerspitzen an der Klitoris stimulieren.

DIE MUSCHEL – SHANKHA

In dieser sehr intimen und innigen Liebesstellung können beide Partner das Tempo und die Tiefe des Eindringens des Lingams in ihre Yoni bestimmen.

- Sie liegt bequem auf dem Rücken, spreizt langsam und verführerisch ihre Oberschenkel, umfasst mit beiden Händen ihre Schienbeine und zieht sie an ihre Brüste.
- Er kniet vor ihr und beugt sich mit seinem Oberkörper weit über sie, wobei er sich mit den Händen abstützt und sie mit Küssen verwöhnen kann. Auch sie kann jetzt ihrem Liebsten zeigen, wie sehr sie ihn liebt und wie tief sie ihn in sich spüren möchte.
- Er dringt in sie ein und sie legt ihre Beine entspannt über Kreuz auf seinem Po oder auf seinen Oberschenkelrückseiten ab.
- Zwischendurch kann sie ihre Füße auch auf dem Boden abstellen und sich ihm entgegenheben, um ihr Becken im Rhythmus seiner Stöße zu heben und zu senken.

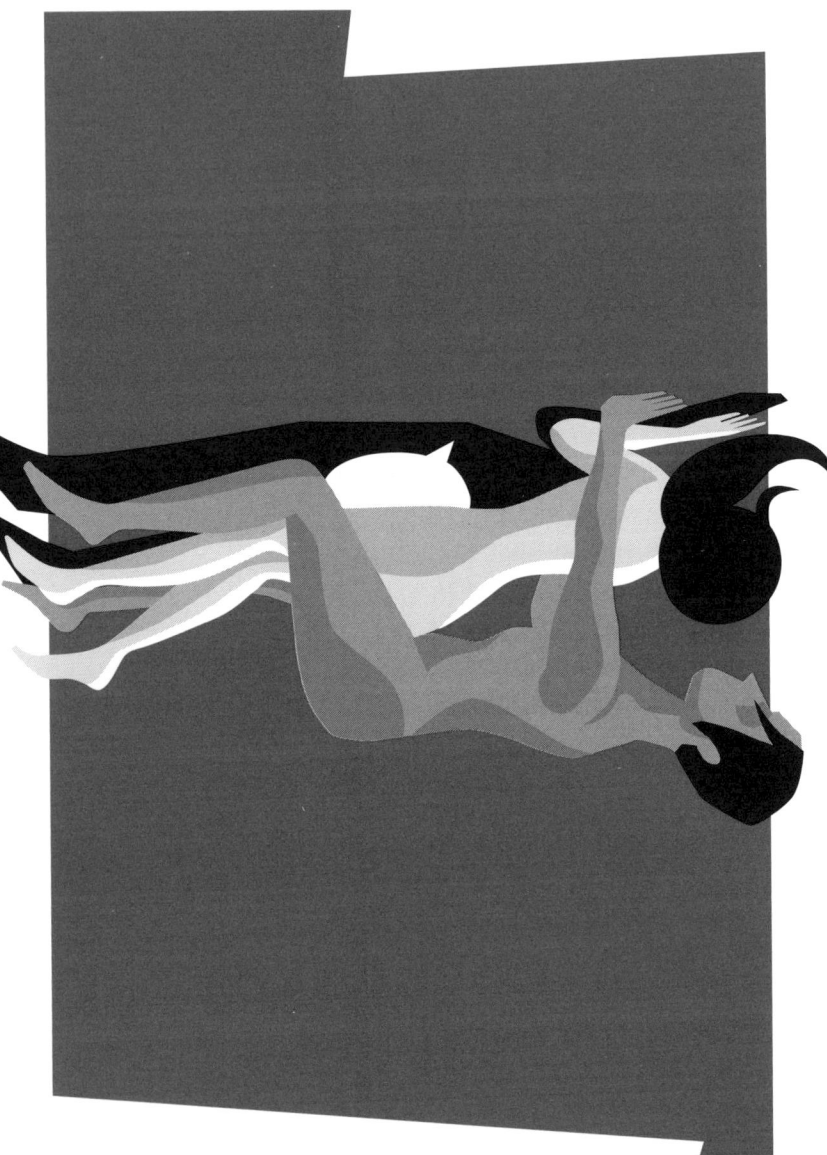

SHIVAS GLÜCK

Diese Liebesposition ist ganz einfach und zugleich höchst genussvoll. Sie ist ideal als kleine Entspannungseinheit für zwischendurch – zugleich können beide Liebende gemeinsam einem neuen Höhepunkt entgegensteuern.

- Sie liegt dabei auf dem Bauch, die Arme entspannt nach oben angewinkelt. Unter ihr Becken kann sie zur Entlastung ein Kissen legen oder eine zusammengefaltete Decke.
- Er legt sich nun auf sie und stützt sich dabei mit den Unterarmen auf, um sie nicht mit dem gesamten Körpergewicht zu belasten.
- Nun reckt sie ihm genüsslich ihren Po entgegen und er kann mit einer Hand ihre Po-Ritze und ihre Yoni streicheln.
- Wenn sie es kaum mehr aushält, dringt er in sie ein und bewegt sich vor- und rückwärts oder in Kreisen. Hier ist der Eindringwinkel sehr stimulierend, da ihr G-Punkt auf der Vorderseite ihrer Yoni angeregt wird.

DIE STUTE – VADABA

Eine sehr leidenschaftliche Liebesstellung für eine selbstbewusste Frau und einen gebefreudigen Geliebten mit einem starken Lingam.

- Er lehnt sich dazu entspannt zurück und stützt sich mit den Händen oder auf den Ellbogen ab. Er kann sich natürlich auch an einer Wand oder am Kopfende des Bettes anlehnen, je nachdem, wo das Liebesspiel stattfindet. Seine Beine sind locker nebeneinander ausgestreckt.
- Sie setzt sich mit dem Rücken zu ihm auf seinen Schoß und streckt ihm ihren Po entgegen, dazu stützt sie sich mit ihren Händen vorne auf seinen Beinen auf. Er kann sie nun ein bisschen an ihrer Yoni streicheln und liebkosen, bis sie bereit ist, seinen Lingam in sich aufzunehmen. Dann richtet sie sich auf und kann nun sanft oder wilder auf ihm kreisen oder sich auch auf und ab bewegen.
- Wenn sie möchte, kann sie sich selbst mit ihren Fingern an der Klitoris stimulieren oder er übernimmt das, sofern er die Hände frei hat und sich nicht auf ihnen abstützt.

DIE SCHENKELKLAMMER

Dies ist eine sehr einfache und kuschelige Stellung, wenn beide Lust auf Nähe haben, aber noch ein bisschen müde sind.

- Die beiden Liebenden liegen ausgestreckt und einander zugewandt nebeneinander. Er ruht dabei, je nachdem, wie es für ihn bequemer ist, auf der linken oder rechten Seite und umschlingt ihre Schultern, sodass er sie zu sich ziehen und küssen kann.
- Seine Hand liegt sanft auf ihrem oberen Oberschenkel. Wenn beide nach Küssen und Streicheleinheiten so weit sind, drängt er sein Bein unter ihren oberen Oberschenkel, greift ihren Po und zieht diesen an sich.
- Sie zieht nun ihren oberen Oberschenkel ein Stück weiter hoch und schmiegt ihre Yoni in seine Mitte, sodass er leichter eindringen kann.
- Ihr unteres Bein ist gestreckt. Wenn sie es möchte, kann sie mit ihrem Unterschenkel sein unten liegendes Bein umschlingen, um ihm so sehr nah zu sein.
- Er stößt sie nun in rhythmischem Wiegen, währenddessen kann er ihre Brust streicheln, ihr Gesicht liebkosen und es mit Küssen bedecken.

DAS DREIECK – TRIKONA

Die Stellung sieht ein bisschen aus wie die klassische Missionarsstellung, ist aber eine andere Position und es geht auch ganz anders zur Sache.

- Bei dieser Liebesstellung liegt sie entspannt auf dem Rücken und spreizt leicht ihre Oberschenkel.
- Er geht auf Händen und Knien in den Vierfüßlerstand und platziert seine Hände neben ihren Brüsten auf der Matratze oder dem Boden.
- Sie hebt nun ihr Becken an, sodass er in sie eindringen kann. Die Beine stellt sie etwa hüftbreit auf, um einen guten Halt zu haben. Zur Stabilisierung und um ihre Kräfte zu schonen, kann sie auch ein Kissen oder ein Polster unter ihren Po schieben.
- Er bewegt sich anschließend möglichst gar nicht und versucht, seine Position zu halten, denn sie gibt durch ihre Beckenbewegungen das Tempo vor und bringt so ihn und sich selbst auf Touren. Er kann dabei mit einer Hand ihre Brüste und ihr Gesicht liebkosen.

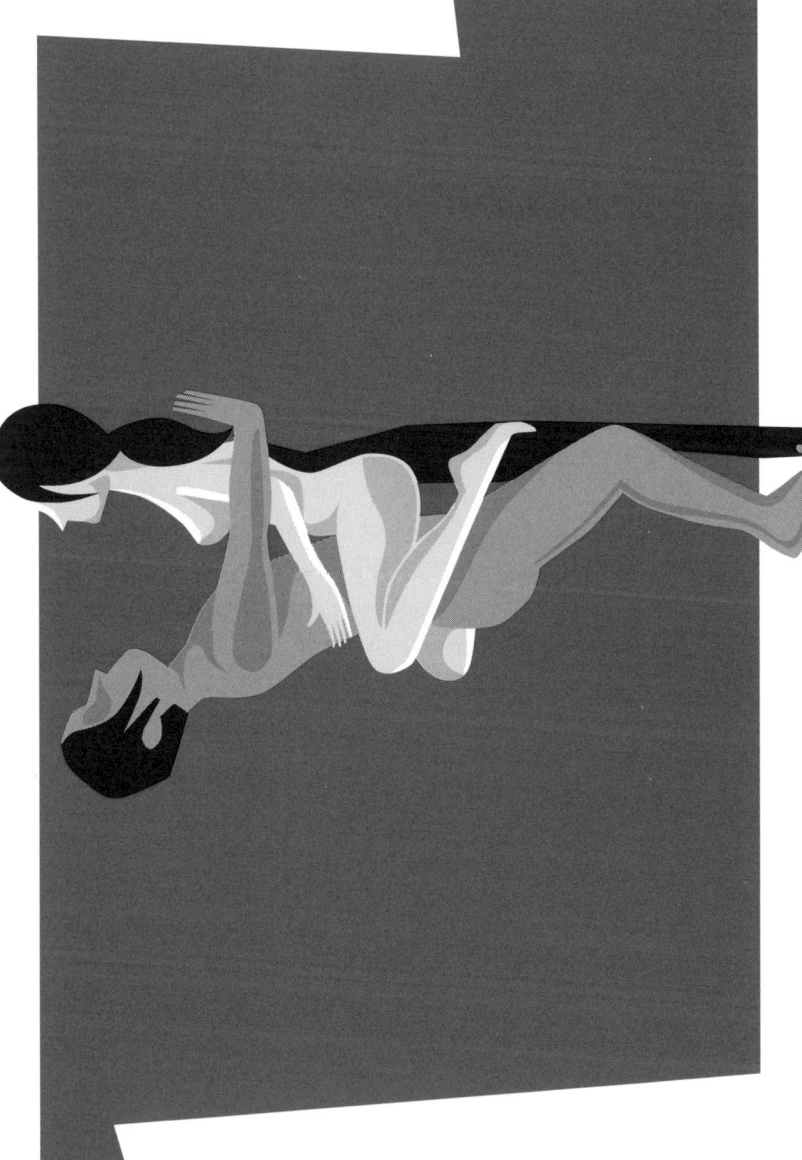

DIE UMGEKEHRTE UMARMUNG

Dies ist eine sehr innige Stellung. Sie kann ihn dabei erregen und auf weitere Liebespositionen einstimmen und sich selbst dabei gehörig in Fahrt bringen.

- Er liegt dabei entspannt auf dem Rücken, den Kopf vielleicht auf ein Kissen gebettet.
- Sie kniet im Vierfüßlerstand über ihm und bewegt sich auf ihm zunächst wie eine Katze, indem sie mit ihren Brüsten seinen Oberkörper berührt und streichelt und seinen Lingam an ihre Klitoris führt, um sich noch mehr zu erregen.
- Dann nimmt sie den Lingam in die Hand und lässt ihn in sich hineingleiten. Die Beine spreizt sie und stützt sich mit den Knien seitlich von seinen Oberschenkeln auf dem Boden ab. Den Oberkörper lässt sie auf ihn sinken und küsst und liebkost ihn. Dann beginnt sie damit, ihr Becken auf und ab oder kreisförmig zu bewegen.

DAS X – SWASTIKA

Wenn er es sich gut gehen lassen will, ohne sich beim Akt zu sehr zu verausgaben, wenn beide noch etwas mehr in einer Nacht vorhaben, oder wenn er den Anblick ihres Pos liebt und ihn das besonders scharf macht, dann ist diese Stellung optimal.

- Hier liegt er ganz bequem auf dem Rücken und spreizt leicht seine Oberschenkel.
- Sie setzt sich jetzt mit dem Rücken zu ihm auf seine Mitte und nimmt seinen Lingam in ihre Yoni auf.
- Anschließend streckt Sie sich leicht nach vorne, um so die Tiefe des Eindringens zu regulieren – bei Bedarf stützt sie sich auch zwischen seinen Beinen auf ihren Händen ab oder hält sich an seinen Fußgelenken fest, und beginnt, sich langsam kreisförmig oder auf und ab zu bewegen.
- Diese Stellung macht ihn scharf und stimuliert zugleich ihren G-Punkt. Er kann sich, wenn er oder sie es möchte, auch leicht aufsetzen und ihren Po und ihren Rücken streicheln oder sanft kratzen – Gänsehautfeeling garantiert!

HÖCHSTE GLÜCKSELIGKEIT – PARAMANANDA

Mit dieser Stellung kann sie zu einem Orgasmus kommen, ohne dass er sich dazu großartig anstrengen muss. Diese Position bietet sich auch an, wenn Sie beide sich höchstmöglich erregen möchten, bevor Sie sich dem weiteren Liebesspiel widmen.

- Er liegt dazu entspannt auf dem Rücken.
- Sie beugt sich im Vierfüßlerstand über ihn, um sich dann auf seinen harten Lingam zu setzen, ohne ihn eindringen zu lassen. Mit den Händen stützt sie sich neben seinem Oberkörper ab und bewegt sich nun mit ihrer feuchten Yoni kreisförmig oder von oben nach unten auf dem Lingam. Dazu könnte sie sich vorher von ihm mit einem Massagegel verwöhnen oder ihre Yoni von ihm küssen und lecken lassen.
- Nun, während sie auf ihm sitzt, kann sie den Druck und den Rhythmus selbst bestimmen. Besonders erregend für sie ist es, wenn sie ihre Klitoris mit seiner Eichel stimuliert. Das macht auch ihn heiß. Währenddessen können sich beide leidenschaftlich küssen.

DAS RAD DES KAMA – KAMA

Diese Stellung ist wie eine sexuelle und dabei höchst erregende Meditationsübung. Wenn Sie sich viel Zeit füreinander nehmen und sich ein genussvolles, inniges Liebesspiel gönnen wollen, dann können Sie mit dieser Position zwischendurch Ihre Lust steigern und zugleich auf angenehmste Weise pausieren, denn diese Liebesstellung ist zwar intensiv, aber nicht anstrengend.

- Er sitzt dazu auf der Matratze, möglichst aufrecht, sie nimmt mit dem Gesicht zu ihm auf seinem Schoß Platz. Beide strecken ihre Beine aus und formen so das Bild einer Radspeiche in Form eines »X«.
- Er hält sie fest an der Taille und sie stützt sich nach hinten oberhalb seiner Knie auf.
- Nun kann sie ihr Becken anheben und ihn sanft in sich hineingleiten lassen. Beide schaukeln hin und her, sodass sein Lingam maximal stimuliert wird. Er kann mit dem Mund die Brüste seiner Liebsten liebkosen.

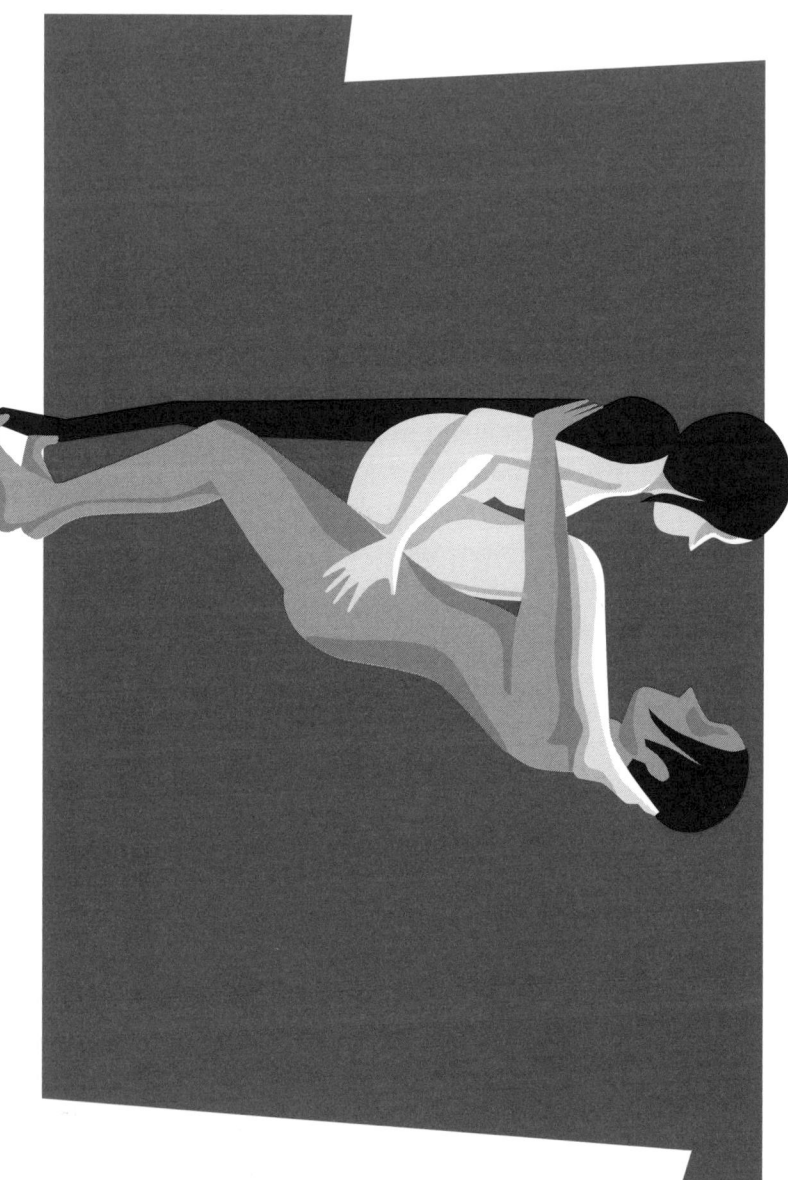

DER GESPALTENE BAMBUS

Bevor Sie diese Liebesstellung in Angriff nehmen, sollten Sie sich durch ein schönes, langes und zärtliches Vorspiel eingestimmt haben.

- Sie legt sich dazu entspannt rücklings auf das Bett, streckt ihre Beine lang und spreizt sie leicht auseinander. Er kniet vor ihr und dringt sanft in sie ein, während sie ein Bein hoch nimmt und es auf seine Schulter legt. So kann sie seine Stöße besonders tief und intensiv spüren. Ihr anderes Bein bleibt gerade ausgestreckt auf dem Bett.
- Nach einigen Stößen senkt sie dann das Bein an seiner Schulter ab und hebt stattdessen das andere Bein an: Der Bambus »spaltet« sich.
- Durch das Wechseln der Beine bei dieser Kamasutra-Stellung spürt sie ihren Liebsten nicht nur besonders tief in sich, die Bewegungen ihrer Beinmuskeln wirken sich auch bis auf ihre Yoni aus und stimulieren ihren Partner.
- Natürlich kann sie das angehobene Bein auch seitlich abspreizen oder es etwas anbeugen, wenn sie Lust darauf hat.

SANFTE VEREINIGUNG – MRIDU

Diese Position ist besonders sanft und zärtlich.

- Er liegt hierbei auf dem Rücken und spreizt seine gestreckten Beine. Sie geht in den Vierfüßlerstand und beugt sich noch tiefer hinab, um sich dann zwischen seinen Beinen nach oben bis zu seiner Brust und seinem Gesicht gleiten zu lassen. Sie beginnt mit ihren Brüsten auf seinem Lingam.
- So streichelt sie mit ihrem Körper ihn und sich. Je zarter die Bewegung, desto mehr stimuliert sie ihre empfindlichen Brustwarzen und bringt gleichzeitig ihn in Stimmung.
- Diese Auf- und Ab-Bewegung kann sie so lange machen, wie sie Lust hat oder bis er es nicht mehr aushält und in sie eindringen will.
- Beide bewegen sich dann rhythmisch und langsam, während sie sich zwischendurch leidenschaftlich küssen können.

DAS V – VISHVAMITRA JAMADAGNI

Diese Kamasutra-Stellung ist ideal für einen leidenschaftlichen Quickie zwischendurch und relativ einfach. Auch als erster Liebesakt einer langen Nacht eignet sich diese Position hervorragend.

- Sie muss sich dazu auf einen Tisch (an der schmaleren Seite) setzen oder auf eine Kommode, deren Kante in etwa in Höhe seiner Hüften liegt. Er steht vor ihr. Sie kann sich nun an seinen Schultern festhalten, ihre Hände hinter ihrem Rücken auf dem Tisch abstützen oder sich mit dem Rücken auf den Tisch legen.
- Ihre Beine legt sie nacheinander auf seine Schultern – das ist für beide am bequemsten –, dann geht er bei Bedarf leicht in die Hocke und dringt in sie ein. Damit sie sicherer sitzt und nicht wegrutscht, kann er sie hinten um den Po fassen. Entscheidend ist hier ein lust- und leidenschaftliches Vorspiel, das es beiden »unmöglich« macht, das Schlafzimmer aufzusuchen.

Inspirierend hierzu: Der Film »Wenn der Postmann zweimal klingelt« mit Jack Nicholson und Jessica Lange. Die Sexszenen wirken dank der beiden wunderbaren Schauspieler wie echt.

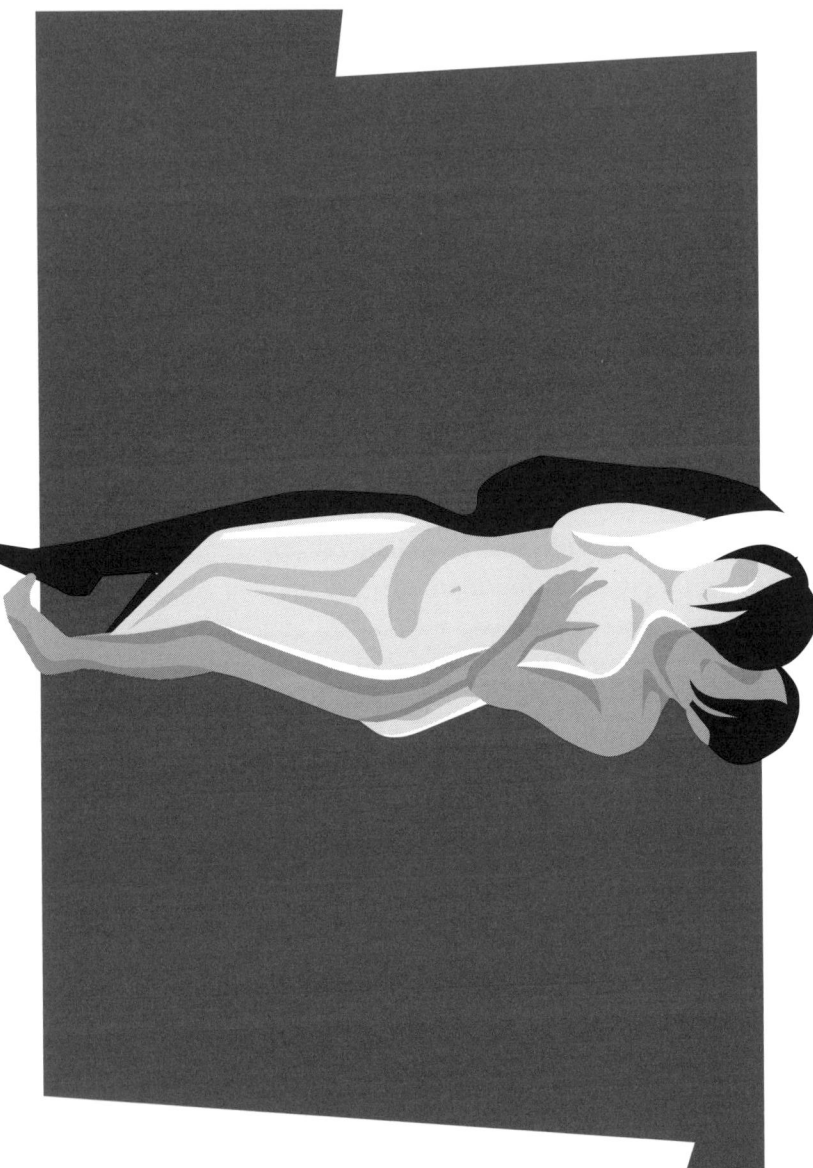

DER ENGEL – DEVA

Diese Kamasutra-Stellung ist angenehm für Sie beide, wenn Sie generell gern auf der Seite liegen. Ideal ist sie auch für Schwangere, die gern Sex haben wollen, denen aber der wachsende Bauch zunehmend im Weg ist.

- Die Ausgangsposition ist die klassische Löffelchenstellung: Er liegt dabei von hinten an sie geschmiegt, sie vorne. Beide Schöße sind ineinander gekuschelt, dann winkelt sie den oberen Oberschenkel ein Stück nach vorne an und erhöht so ein wenig ihren Po, sodass er von hinten in sie eindringen kann.
- Da er auf diese Weise sehr tief in sie gleiten kann, sollte sie vorher gut feucht sein. Dazu können Sie sich vorher mit dem Mund beglücken (siehe auch Seite 35) oder zu einem sanften, gut duftenden Gleitmittel greifen.
- Danach nimmt sie das Bein wieder zurück und legt es auf ihr unteres Bein, sodass sie schön eng wird.
- Er kann sie jetzt von hinten liegend stoßen und dabei ihre Brüste streicheln oder sie an der Klitoris stimulieren. Eine echte Stellung für Genießer.

DER BOGEN – DHANU

Diese Position ist für ihn sehr entspannend, zugleich kann er ihr, wenn sie das möchte, höchste Lust bescheren.

- Er liegt dabei auf dem Rücken und hält die Beine locker geöffnet. Sie liebkost seinen Lingam und führt ihn zu ihrer Yoni, wo sie ihn nach Belieben ein wenig kreisen lässt, um sich noch schärfer zu machen, und ihn schließlich sanft in sich aufnimmt.
- Dann schließt er seine Beine, macht diese lang und streichelt ihre Hüften oder umfasst sie mit festem Griff. Sie stützt sich nach hinten mit den Händen ab und bildet so mit dem Rücken ein Hohlkreuz. Den Kopf kann sie nach hinten fallen lassen und die Lippen entspannt öffnen, um lustvoll zu stöhnen oder alle Geräusche zu machen, auf die sie Lust hat.
- Dann bewegt sie sich in ihrem Tempo auf und ab, während er ihren Bauch zart kitzelnd streichelt und mit den Fingern langsam zu ihrer Klitoris wandert, um diese mit Fingerspielen zu verwöhnen. Eine Stellung für Genießerinnen und Männer, die ihrer Geliebten den siebten Himmel bescheren wollen.

KNIENDE VEREINIGUNG – PARVA

Diese Liebesstellung ist sehr kuschelig und macht durch viel Körperkontakt eine große Nähe und Zärtlichkeit während des Aktes möglich.

- Beide knien auf einer festen Unterlage einander gegenüber. Falls ein Größenausgleich nötig ist, kann der (die) kleinere der beiden ein Kissen unter die Knie legen.
- Er rutscht dann sanft zwischen ihre Schenkel, dringt in sie ein und bewegt sich in seinem Rhythmus.
- Währenddessen können sich beide innig umarmen und küssen. Er kann auch fingerfertig ihre Klitoris streicheln oder ihren Po kneten.

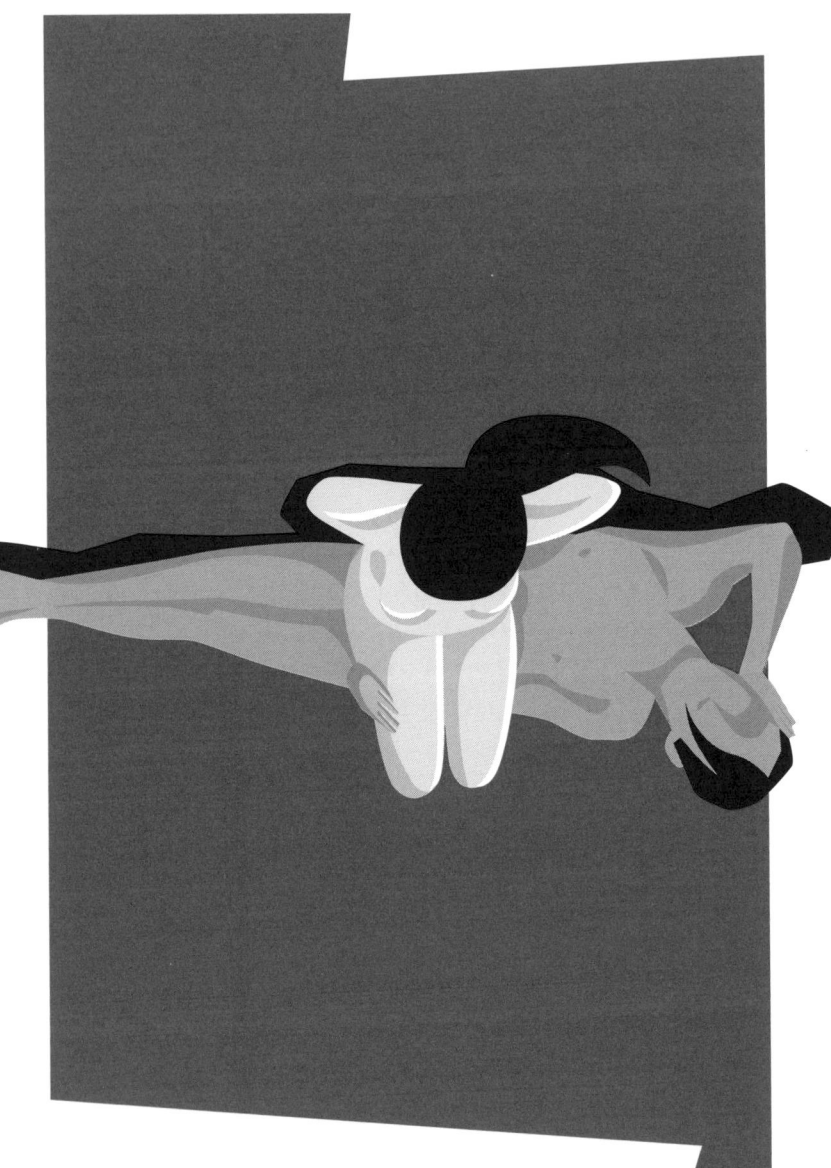

WAFFENSTILLSTAND – SHASTRANYASA

Diese Stellung kann man (auch) als eine Art Verschnaufpause nach dem ersten Akt betrachten, um sich vor der nächsten Runde ein wenig zu erholen.

- Er liegt entspannt auf der Seite, den Kopf in der Hand abgestützt. Sie liegt auf dem Rücken, rechtwinklig zu ihm und drückt ihren Kopf sanft in seinen Schoß.
- Beide Partner haben jetzt die Hände frei und können den Körper und das Gesicht des anderen streicheln, sie können eine Weile schweigen und im Anblick des anderen versinken, die Augen schließen und sich räkeln, vielleicht sogar kurz eindösen, um sich dann wieder mit Küssen und Berührungen zu wecken und in Fahrt zu bringen.

DER LOTOSSITZ FÜR SIE – PADMASANA

Diese Haltung stammt aus dem Yoga und erfordert ein wenig Übung, denn hier ist die Gelenkigkeit der Beine gefragt. Bei dieser Liebesstellung wählt sie die einfachere Variante.

- Sie legt sich dazu bequem auf das Bett und winkelt ihre Beine im Kniesitz (Schneidersitz) an. Die Oberschenkel gehen dabei weit auseinander, die Unterschenkel sind an den Fußgelenken leicht überkreuzt und liegen über ihrem Unterbauch.
- Er kniet im Vierfüßlerstand vor ihr und kann mit den Fingern oder der Zunge ihre Yoni verwöhnen.
- Wenn sie es möchte, zieht sie ihn zu sich heran, er legt sich, gestützt auf Knie und Hände, über sie und dringt in sie ein.
- Dazu kann er zunächst auch noch ihren Po leicht anheben. Oder sie legt gleich ein Kissen unter ihren Po, um so ihre optimale Position zu finden.
- Sie kann ihn dann umarmen, seinen Rücken sanft oder leidenschaftlich kratzen oder ihn massieren.

UNERSCHÖPFLICHES GLÜCK – JOSHA

Ihren Namen hat diese Liebesstellung aus dem Vishnuismus, der in Indien seit dem 2. Jahrhundert n. Chr. verbreitet ist. Diese Glaubensrichtung nennt die liebende Hingabe (Bhakti) den einfachsten Weg zur höchsten Spiritualität. In ihr vereinen sich das weibliche Prinzip »Rhada« und das männliche »Krishna«. Liebende und Geliebter erleben das »unerschöpfliche Glück« im Liebesspiel.

- Der Mann erlebt hier seine Geliebte in völliger Hingabe. Sie liegt auf dem Rücken, winkelt ihre Arme über ihrem Kopf an und stellt ihre Beine so ab, dass ihre Füße so nah wie möglich am Po stehen.
- Er kniet vor ihr, streichelt ihre Brüste, küsst ihre Yoni oder streichelt sie mit einer Feder oder einem Rasierpinsel oder verwöhnt sie einfach mit den Fingern – was sie am liebsten möchte.
- Wenn sie bereit ist, ihn aufzunehmen, kniet er sich mit weit gegrätschten Oberschenkeln vor ihrer Mitte, nimmt ihre Unterschenkel in die Hand und drückt ihre angewinkelten Beine sanft nach vorne. Er hebt mit seinen Händen leicht ihren Po an und dringt in sie ein. Während er ihre Brüste liebkost, kann er die Stoßrichtung seines Lingams und den Rhythmus variieren.

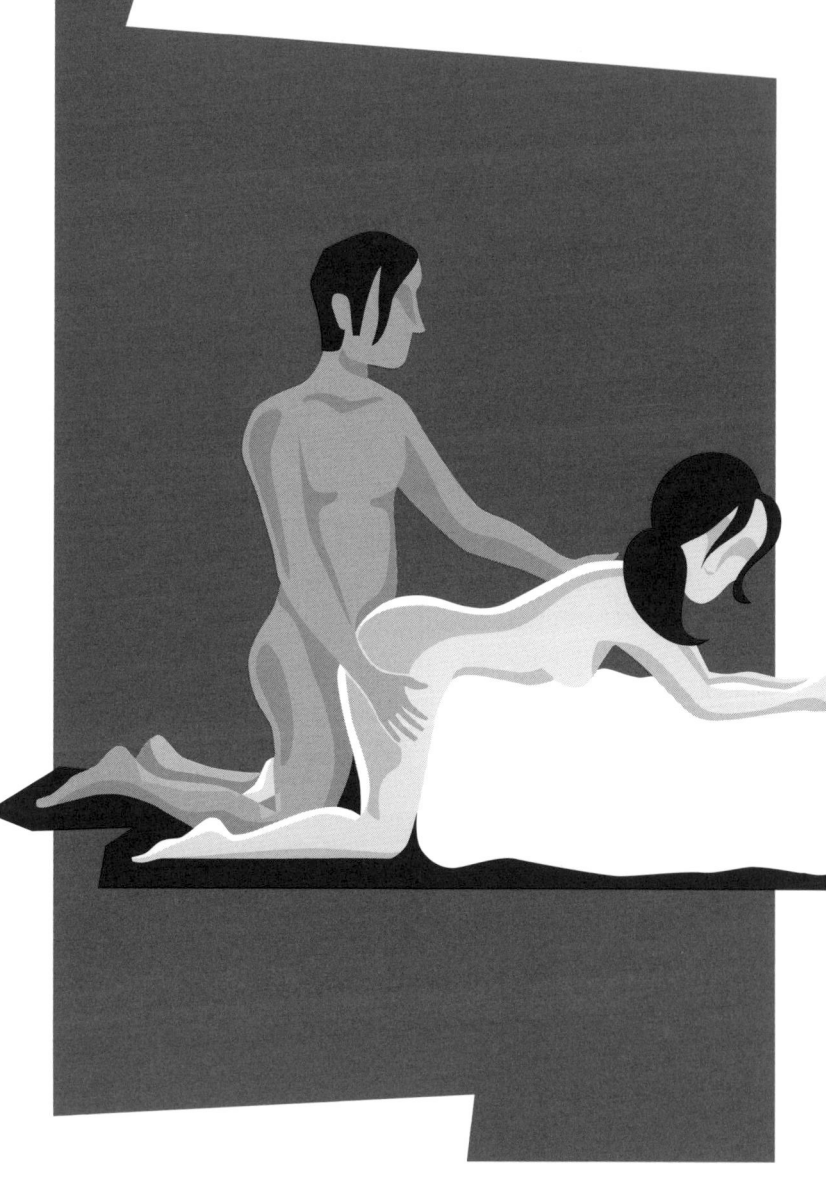

RUHENDE TIGERIN – VYAGHRA

Diese sehr angenehme und leidenschaftliche Stellung ist für ihn und sie großartig, da beide hier das Tier in sich rauslassen dürfen. Frauen und Männer, die gut aufeinander eingespielt sind, können dabei sogar beide zum Höhepunkt kommen.

- Sie kniet dabei vor dem Bett und legt sich für mehr Bequemlichkeit eine weiche Unterlage unter die Knie. Ihre Unterarme bettet sie auf die Matratze und stützt sich so ab oder sie legt ihren Kopf auf ihre verschränkten Unterarme (je nach Höhe des Bettes). So ist sie gut gehalten und kann sich entspannt hingeben.
- Er kniet sich hinter sie, umfasst sie um Taille und am Po und dringt sanft in sie ein, dazu spielt sie ein bisschen mit dem Becken. Er stößt sie nun in seinem Rhythmus, den sie durch Hin- und Herschaukeln beeinflussen kann oder auch dadurch, dass sie die Beine weiter öffnet oder schließt, je nachdem, was beiden am meisten Spaß macht.

DIE BAUMRANKE – VALLI

Vorausgegangen sein sollte hier schon ein lustvolles Vorspiel oder eine kleine Runde mit anschließender Ruhepause.

- Sie liegt entspannt auf dem Rücken, er kniet vor ihrer Mitte.
- Nun zieht sie mit ihren Händen ihre Beine an ihre Brust, während er näher rückt und ihre Füße an den Fesseln sanft in seine Hände nimmt, um sie an seine Brust zu legen. Sie stemmt sich leicht dagegen, er beugt sich etwas nach vorne und dringt in sie ein.
- Für ihn ist die Position wunderbar, da er Rhythmus und Tiefe seiner Stöße bestimmen kann. Wenn er möchte, umfasst er dabei ihre Knie oder liebkost zwischendurch ihre Brüste. Sie kann ihn einfach genießen oder stimuliert mit ihren Fingern ihre Klitoris und bringt sich damit in ungeahnte Höhen.

ÜBERKREUZ – VAJRASANA

Für beide angenehm ist, dass Lingam und Yoni hier vom Ein-dringwinkel parallel zueinander liegen, wodurch er ihren G-Punkt intensiver stimulieren kann.

- Sie liegt bei dieser Liebesstellung bequem auf dem Rücken, legt die Arme hinter ihren Kopf und kuschelt ihren Kopf in ihre Handflächen. Dann streckt sie ein Bein aus und stellt das andere angewinkelt auf.
- Er setzt sich so weit oben wie möglich auf ihren ausgestreckten Oberschenkel und stützt sich mit der Hand leicht auf ihrem Bein etwas oberhalb des Knies ab. Oder er nutzt diese Hand, um während des Liebesakts ihre Brüste und Brustwarzen zu streicheln. Mit seiner anderen Hand umgreift er für einen guten Halt ihr angestelltes Bein.
- Dann dringt er in sie ein und sie kann sich entspannt seinem Tempo überlassen und die Erregung genießen.
- Sie kann seinen Rhythmus oder die Intensität seiner Stöße auch lenken, indem sie mit ihren Händen um seine Hüften greift.

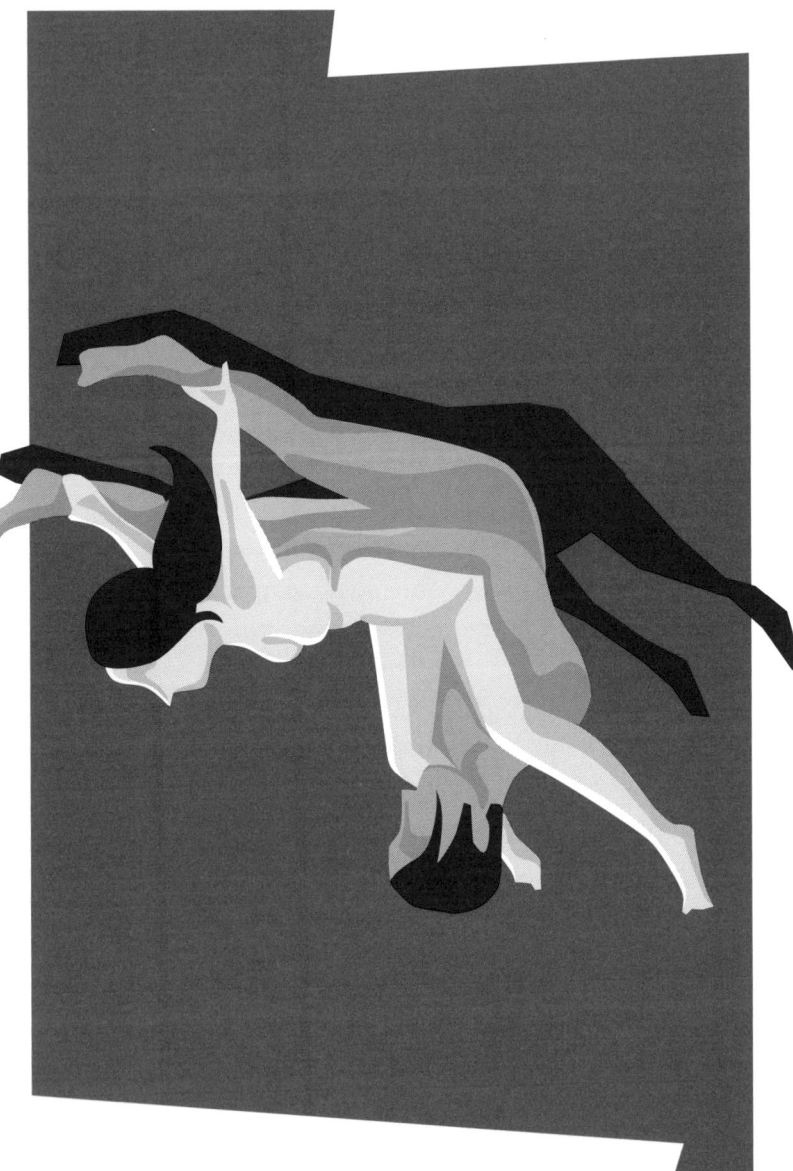

STUHL I – PITHA

Diese Liebesstellung ist sehr sinnlich und zugleich tiefen-entspannt. Sie eignet sich wunderbar für eine Übergangs-position, wenn beide bereits etwas erschöpft sind, aber noch nicht voneinander lassen können, um eine richtige Pause zu machen.

- Er sitzt mit nach vorn gestreckten und leicht gespreiz-ten Beinen, den Oberkörper zurückgelehnt entweder am Kopfende des Bettes oder an der Wand, oder er stützt sich auf der Matratze sitzend hinten auf den Händen ab.
- Sie legt sich auf dem Rücken gegenüber von ihm aufs Bett, mit dem Kopf auf einem Kissen in der Nähe sei-ner Füße. Dann rutscht sie mit ihrer Mitte ganz nah an seine und legt ihre Beine über seine Schultern. So ist ihre Yoni einladend nah und er kann nun in sie ein-dringen.
- Sie bewegt sich anschließend kreisförmig, hin und her, vor und zurück. Auch hier liegen Yoni und Lin-gam beim Liebesspiel parallel zueinander, was ihren G-Punkt stärker stimuliert.

NIRWANA

Bei dieser Stellung erfahren Sie das »höchste Glück«, wie man den buddhistischen Begriff »Nirwana« auch deuten kann. Hier sind Hingabe und vor allem Loslassen angesagt.

- Bei dieser Liebesstellung liegt sie bequem auf dem Rücken, streckt die Beine lang aus und greift mit ihren Armen nach dem Kopfende des Bettes oder legt ihre Arme angewinkelt über ihrem Kopf ab.
- Er liegt auf ihr, küsst und streichelt sie und dringt vorsichtig in sie ein. Dazu kann sie die Beine anwinkeln und über seinem Po verschränken. Wenn er möglichst tief eingedrungen ist, löst sie ihre Beine wieder und legt sie langsam ausgestreckt dicht neben seine Beine, die ebenfalls eng zusammenliegen.
- Sie drückt jetzt ihre Oberschenkel unter die seinen und legt ihre Beine auch dicht zusammen. So hat er das Gefühl von mehr Enge, und ihre Klitoris und ihr G-Punkt werden stärker angeregt.

ENGSTE UMARMUNG – JAGHANA

Ursprünglich gehört diese Stellung im Original-Kamasutra zu den sogenannten »engen Umarmungen einzelner Körperteile«. Gemeint ist hier die enge Umarmung zwischen seinem Lingam und ihrer Yoni. Er kann sich dabei wunderbar von ihr beglücken lassen.

- Beide sitzen einander gegenüber mit angestellten und leicht geöffneten Beinen und stützen sich nach hinten auf ihren Händen ab.
- Dann lässt sie ihre Oberschenkel auseinanderfallen, sodass er ihre Yoni schön im Blick hat.
- Er rutscht nun zu ihr, legt seine Beine über ihre und umschlingt zärtlich ihre Hüften. Dann lässt er sich etwas nach hinten sinken und spreizt seine Oberschenkel.
- Sie stützt sich etwas hoch und lässt ihn in sich eindringen.
- Er kann sich nun auf seine Unterarme stützen und sich ihren Bewegungen und ihrem schaukelnden Auf- und Ab-Rhythmus hingeben.

STELLUNG DES SUVARNANABHA

Diese heiße Liebesstellung ist nach einem der drei Weisen benannt, deren Schriften Vātsyāyana zum Kamasutra zusammengefügt hat.

- Dafür legt sie sich entspannt auf den Rücken. Ein kleines Kissen unter dem Nacken oder dem Kopf macht ihr das Liegen angenehmer. Wenn sie möchte, nimmt sie ihre Arme nach hinten oder lässt sie einfach neben dem Oberkörper liegen.
- Sie stellt dann ihre Beine an und grätscht sie leicht, sodass er sich zwischen sie knien kann. Nun streichelt er sie, lockt und küsst sie. Wenn sie es möchte, verwöhnt er ihre Yoni mit den Fingern oder seiner Zunge.
- Wenn dann die Begierde schier unerträglich ist, hebt sie ihr Becken, ihre Schultern bleiben auf der Matratze.
- Er umfasst ihre Oberschenkel oder ihren Po, um den perfekten Winkel zu finden, um in sie eindringen zu können.
- Sie kann auf die Zehenspitzen gehen und sich an seinen Oberschenkeln festhalten.
- Wenn er sie in seinem Rhythmus stößt, kann er gleichzeitig ihre Klitoris stimulieren.

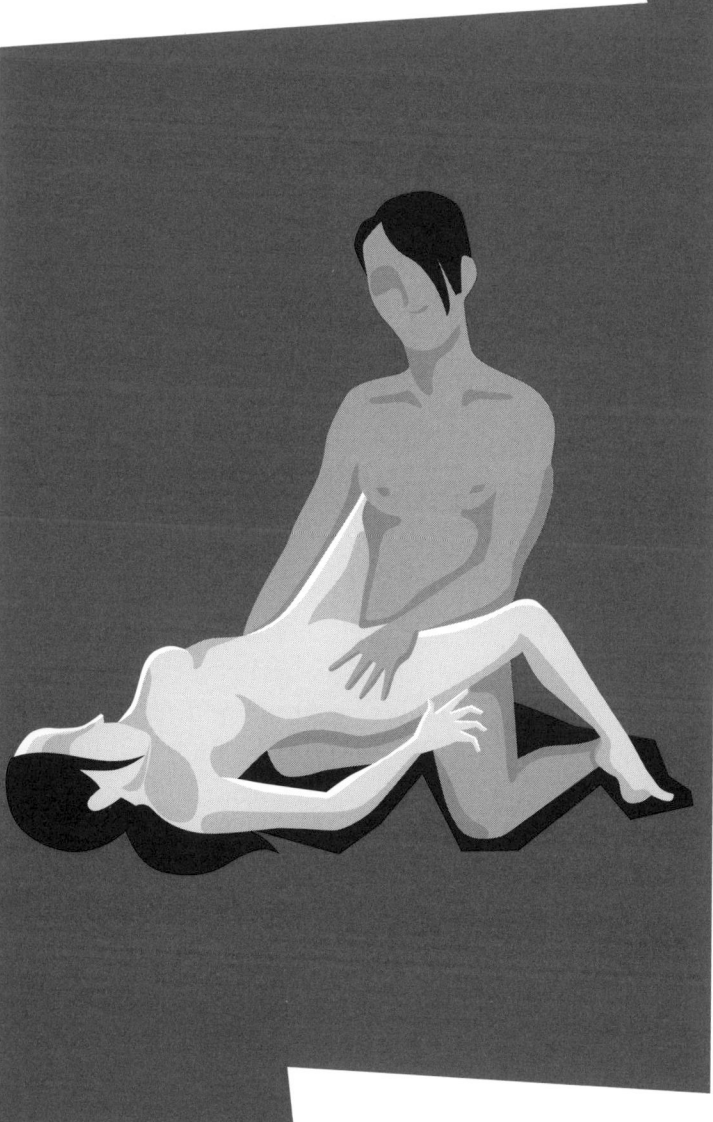

HEILIGE KUH – DHENU

Viele spielfreudige Paare lieben es, wenn er von hinten in sie eindringt. Diese Liebesstellung hat auf jeden Fall etwas Animalisches. Ein wenig Gelenkigkeit ihrerseits ist bei dieser heißen Position gefragt.

- Er lehnt mit dem Rücken an der Wand oder steht mit etwas weiter als hüftbreit geöffneten Beinen stabil.
- Sie stellt sich mit dem Rücken vor ihn, kuschelt sich vielleicht noch einmal an ihn und lässt sich von ihm durch eine zärtliche Massage stimulieren.
- Dann streicht er mit den Fingern von ihrem Nacken aus den Rücken entlang, bis sie auf ihren oberen Oberschenkelinnenseiten gelandet sind.
- Sie lässt sich von ihm leicht ihre Beine spreizen und beugt sich langsam mit den Händen voran nach vorne, bis diese den Boden berühren und sie einen guten Halt hat. Er hält sie fest um die Taille und drückt ihren Po an sich. Er kann auch noch leicht in die Knie gehen, um seinen Lingam besser eindringen zu lassen. Sie kann den Eindringungswinkel steuern, indem sie ihre Beine noch weiter öffnet oder leicht hin und her schaukelt, während er sie stößt.

DER LOTOSSITZ FÜR IHN – PADMASANA

Bei dieser sitzenden Position kann er sehr tief in sie eindringen, was sie aber jederzeit steuern kann, um ihn so immer heißer zu machen. Allerdings ist etwas Gelenkigkeit von seiner Seite gefragt, viele Männer können nicht lange in dieser Position verharren.

- Er sitzt mit angewinkelten Beinen auf dem Bett, wenn er möchte, mit dem Rücken an der Wand. Dann rutscht sie vorsichtig auf seinen Schoß, stellt die Füße hinter seinen unteren Rücken, küsst ihn, zerzaust sein Haar und streichelt ihn an seinem Lingam.
- Dann erhebt sie sich etwas und lässt ihn eindringen. Für einen guten Halt kann sie sich mit einer oder beiden Händen abstützen oder auch seine Fußgelenke umfassen. Sie hebt und senkt sich nun in ihrem Rhythmus.
- Wenn beide es wollen, schiebt er seine Handflächen unter ihren Po, um so den Eindringungswinkel und auch die Intensität zu steuern. Oder er stimuliert fingerfertig ihre Klitoris.

DER SPAGAT – ANJANEYASANA

Eine schöne Stellung für sie, um ein bisschen auszuruhen.

- Hierzu lässt sie sich genussvoll auf das Bett sinken und liegt auf dem Rücken.
- Er kniet vor ihr, streichelt ihre Brüste und die Innenseite ihrer Oberschenkel.
- Dann legt sie ein Bein auf seine Schulter und er setzt sich ganz oben auf ihren anderen Oberschenkel. Dieses Bein winkelt sie ab, um bequem zu liegen und so, dass er sich auf ihrem Knie abstützen kann.
- Sie hebt leicht ihr Becken, sodass er in sie eindringen kann.
- Er schaukelt nun vor und zurück und kann sie währenddessen mit der anderen Hand an ihrer Yoni oder an ihren Brüsten liebkosen.

DIE UNTERSCHENKELKLAMMER

Eine sehr innige Stellung für Experimentierfreudige, die eine kurze Kusspause einlegen wollen, um sich ganz auf ihre in der Mitte liegenden Körperregionen zu konzentrieren.

- Er liegt dabei bequem auf der Seite.
- Sie legt sich ebenfalls seitlich eng an ihn, jedoch mit dem Gesicht zu seinen Schienbeinen, die sie zärtlich umfasst. Sie kann den Kopf auch auf sein unten liegendes Bein legen, wenn das bequem ist. Mit ihren Beinen umklammert sie ihn in der Mitte, sodass ihre Yoni eng an seinem Lingam liegt.
- Durch Reiben kann sie sich jetzt stimulieren und gleichzeitig ihre Brüste an seine Beine pressen.
- Wenn beide bereit sind, dringt er in sie ein. Während des Liebesspiels kann er ihren Po streicheln oder mit seinem Finger ihre Po-Spalte massieren, wenn sie das möchte.

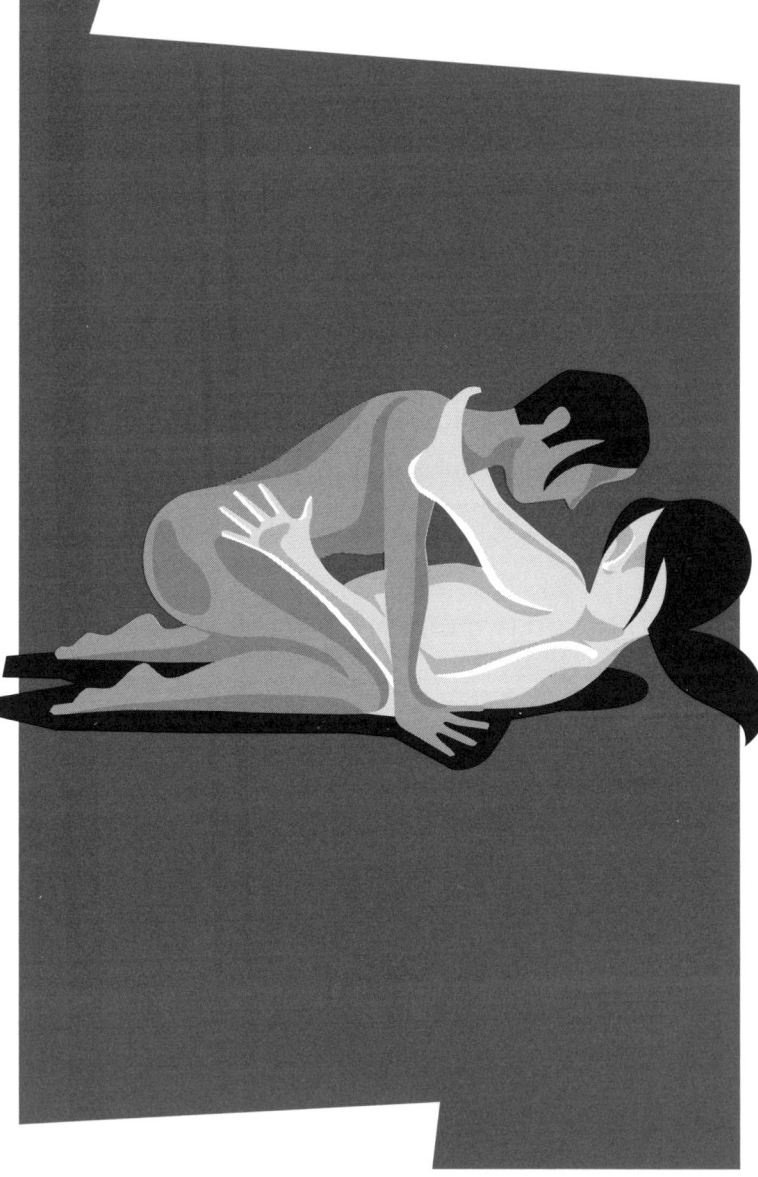

DIE SCHILDKRÖTE – KURMA

Bei dieser Stellung liegt sie auf dem Rücken wie eine Schildkröte auf ihrem Panzer und schaukelt sanft hin und her, wie es ihr und ihm gefällt.

- Sie liegt bequem auf dem Rücken und stellt die Beine leicht an. Er kniet vor ihr und kann sie mit der Zunge oder den Fingern überall dort verwöhnen, wo sie es liebt.
- Dann nimmt er sanft ihre Oberschenkel an den Unterseiten in die Hände und drückt ihre Beine an ihre Brust. Ihre Füße stützen sich leicht auf seine Schultern, mit ihren Händen umfasst sie locker seine Hüften.
- Nun dringt er langsam in sie ein und zieht sich ebenso langsam wieder zurück, um anschließend wieder äußerst langsam in sie hineinzugleiten.
- Sie kann die erregende Wirkung dieses Liebesspiels noch verstärken, indem sie ihr Becken sinken lässt, sobald er seinen Lingam herauszieht und es wieder anhebt, wenn er in sie eindringen möchte.
- Noch intensiver wird das Erlebnis, wenn sie bei seinem Eindringen die Beckenbodenmuskulatur aktiviert, indem sie ihre Yoni fest zusammenzieht und anschließend wieder entspannt.

SCHWEBENDES GLÜCK – MANGALYA

Diese Verwöhnstellung hat für ihn besondere Momente zu bieten. Er kann sich einerseits völlig entspannen, da sie die Bewegung und den Rhythmus vorgibt. Außerdem hat er ihren Po und den gesamten Liebesakt im Blick, was sehr erregend wirken kann.

- Er setzt sich auf die Bettkante und lässt sich mit dem Rücken zurücksinken. Die Füße kann er auf dem Boden abstellen.
- Sie hockt sich rückwärts auf seinen Schoß und spreizt dabei weit die Oberschenkel, ihre Füße sind neben seinen Hüften aufgestellt oder liegen mit den Fußrücken auf, wenn sie sich weiter nach vorne beugen will.
- Mit den Händen kann sie sich vorne auf seinen Oberschenkeln abstützen.
- Dann reibt sie in Auf- und Ab-Bewegungen oder mahlenden Kreisen ihre Yoni an seinem harten Lingam, sodass sie ihre Klitoris optimal stimulieren kann. Dazu kann sie auch eine Hand zu Hilfe nehmen.
- Er hält sie liebevoll an den Hüften und streichelt sie.
- Zum Schluss kann sie ihn auch eindringen und sich beide in höchste Höhen schaukeln lassen.

DIE KUGEL – PINDA

Die Kugel oder der Kreis ist in den alten philosophischen Schriften die perfekte Form. Solch eine bilden zwei Liebende zusammen im Idealfall, wenn sie sich nach langem Suchen gefunden haben.

- In dieser innigen Liebesstellung können Sie ausprobieren, eine echte Kugel mit Ihrem oder Ihrer Geliebten zu bilden.
- Er sitzt dazu am besten mit dem Rücken zur Wand oder zum Kopfende des Bettes, stellt seine Beine etwas an und spreizt die Oberschenkel auseinander.
- So kann sie mit dem Rücken zu ihm auf seiner Mitte Platz nehmen und seinen Lingam in sich hineingleiten lassen.
- Dann beugt sie ihren Oberkörper nach vorne, um mit den Händen seine Fußrücken zu umfassen und so Halt zu gewinnen. Sie gleitet sanft an ihm auf und ab und er wölbt sich mit rundem Rücken über ihrem, liebkost ihren Nacken oder den Haaransatz oder streichelt mit beiden Händen ihre Brüste und Brustwarzen.

DIE ZWILLINGSSTELLUNG – YAMINI

Diese Liebesstellung ist überaus erregend für beide, da ihre Yoni an den richtigen Stellen stimuliert wird und er sie tief und lustvoll stoßen kann.

- Er sitzt vor ihr, die Beine lang ausgestreckt und gespreizt und stützt sich nach hinten mit den Händen ab oder er lehnt sich nach hinten am Kopfende des Bettes oder an einer Wand an.
- Sie kauert sich mit dem Gesicht zu ihm zwischen seine Beine und lässt sich nach zärtlichen oder leidenschaftlichen Küssen, Knabbern und Knutschen auf seinem Lingam nieder.
- Dann lehnt sie sich vorsichtig zurück, sodass Yoni und Lingam in eine parallele Position zueinander kommen und sie auf dem Boden oder der Matratze sitzt und sich nach hinten auf ihre Ellbogen aufstützen kann. Gleichzeitig winkelt sie die Beine an, die er umfasst und eng an seinen Oberkörper presst und mit den Händen zusammenhält, sodass sie schön eng wird.
- Sie kann zur Verstärkung, während er sich nach vorne und zurück bewegt, ihren Beckenboden rhythmisch anspannen und loslassen.

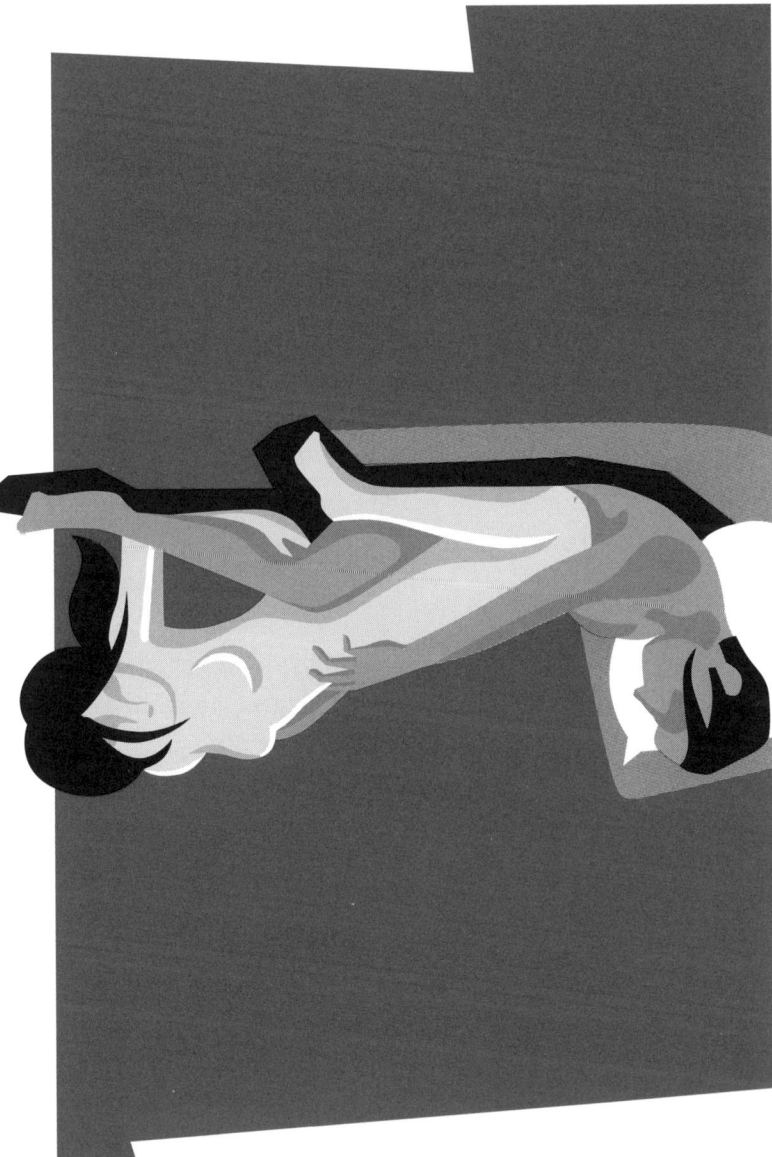

GLÜHENDER WACHOLDER – HAPUSHA

Kamasutra at its best, wenn es darum geht, dass ein liebendes Paar zu gleichen Teilen auch geben und nehmen sollte. Bei dieser sehr innigen und liebevollen Stellung darf sie genießen.

- Sie liegt vor ihm auf dem Rücken und hat ihre Arme locker seitlich auf der Matratze liegen.
- Er hockt mit angezogenen Beinen zwischen ihren Beinen, hebt ihren Po leicht an, sodass sie ihre Beine um seine Hüften schlingen kann, und streckt dann seine Beine lang aus.
- Er zieht sie so tief in seinen Schoß, dass er in sie eindringen kann und umfasst dazu ihre Hüfte und Taille. Sie bettet ihren Kopf auf seine Füße.
- Seine Bewegungen sind bei dieser Liebesstellung eher kreisend, schaukelnd und reibend und auf ihren G-Punkt fixiert. Sanft kann er währenddessen ihre Brüste und Brustwarzen liebkosen.

DER HELD – VIRA

Auch diese Liebesstellung ist eine Stellung, die sie voll und ganz genießen darf, während er den Helden gibt.

- Sie liegt dabei auf dem Rücken, eventuell mit einem kleinen Kissen im Nacken, damit sie es bequemer hat. Dann zieht sie ihre Knie an die Brust mit den Füßen nach oben, während er sich vor ihre Mitte kniet.
- Mit einer Hand stützt er sich hinten und seitlich auf dem Boden ab, mit der anderen Hand stützt er sich auf einem ihrer vor ihm befindlichen Oberschenkel ab und dringt in sie ein.
- Nun drückt er mit leichtem oder etwas stärkerem Druck federnd und im Rhythmus seiner Stöße auf der Oberschenkelinnenseite ihr Bein gegen ihren Oberkörper, sodass ihr Becken mit jeder Bewegung mitwippt. Sie kann aus dieser Position heraus seine Hoden streicheln und kneten.

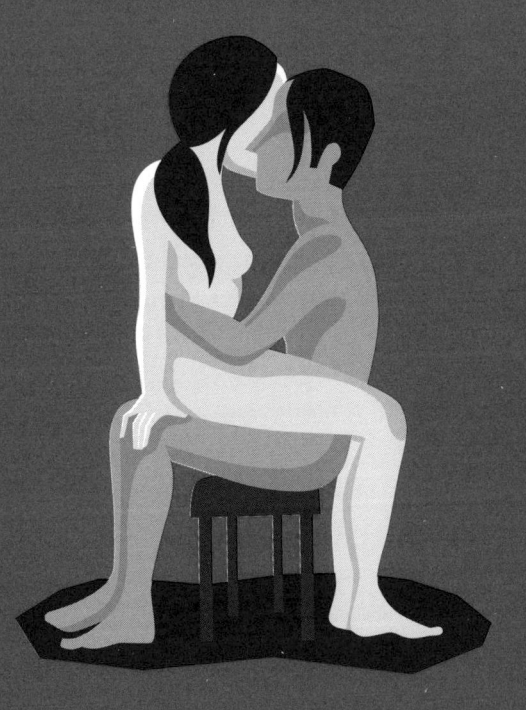

DER ELEFANT – GAJA

Für sie ist diese Stellung überaus lustvoll und erregend, da sie den Rhythmus und das Tempo vorgibt und sich von ihm gleichzeitig mit den Fingern verwöhnen lassen kann.

- Er sitzt entweder auf dem Boden oder auf einem Stuhl. Bevor sie sich auf ihm niederlässt, kann er sie, während sie vor ihm steht oder kniet, mit den Fingern beglücken.
- Dann setzt sie sich auf ihn und lässt seinen Lingam in ihre Yoni gleiten. Ihre Füße stellt sie flach auf dem Boden ab, mit den Händen stützt sie sich hinter ihrem Rücken auf seinen Oberschenkeln ab.
- Er umfasst sie zärtlich um die Hüften und kann sie nun küssen und mit den Händen verwöhnen.
- Mit Auf- und Abwärtsbewegungen »reitet« sie nun den Elefanten und kann den Rhythmus und das Tempo steuern, wie es ihr gefällt.

DAS FEUERRAD – NATARAJA

Diese Stellung sieht komplizierter aus, als sie ist, bringt aber beide auf Touren.

- Hierbei sitzen sich beide auf dem Bett gegenüber und drehen den Oberkörper jeweils etwas nach außen, sodass sie seitlich sitzen. Sie stützt sich mit beiden Händen hinter ihrem Rücken ab und umschlingt mit ihren Beinen seine Hüften.
- Er winkelt sein unteres Bein unter ihr ab, um einen besseren Halt zu haben, und stützt sich zugleich auf den unteren angewinkelten Ellbogen. Das obere Bein windet er um ihre Taille und stellt seinen Fuß auf seinem unteren angewinkelten Knie ab. Seine Beine bilden somit einen Kreis um sie herum.
- Aus dieser Position heraus dringt er in sie ein und bewegt sich sanft schaukelnd auf und ab. Mit seiner oberen Hand kann er ihre Yoni streicheln und die Klitoris stimulieren.

MILCH UND WASSER – DHUGDHA JAPA

In dieser sehr innigen und intimen Liebesstellung können beide viel Nähe erleben und sich leidenschaftlich vereinigen.

- Sie legt sich aufs Bett und rutscht mit Po und Becken bis vorne an die Bettkante.
- Er kniet vor ihr und kann sie von Kopf bis Fuß streichelnd, küssend und leckend verwöhnen. Jetzt kann auch das eine oder andere schöne Accessoire wie eine Feder oder auch ein sanfter Rasierpinsel zum Einsatz kommen, mit dem er ihre Lust an ihrer Yoni befeuern und steigern kann.
- Wenn ihr Verlangen nach ihm übergroß geworden ist, zieht er sie zu sich heran, um endlich in sie einzudringen.
- Auch bei dieser Position verläuft die Stoßrichtung des Lingams parallel zur Yoni, was ihren G-Punkt wunderbar stimuliert.

DER HIMMELSRITT – AKASHA

Für sie eine wunderschöne Position, um dem Höhepunkt entgegenzugaloppieren. Er hat freie Sicht auf ihren Po und kann von hinten ihre Po-Ritze streicheln oder sie mit den Fingernägeln leicht am Rücken kratzen: nach einem lustvollen Vorspiel eine Ouvertüre für eine heiße Nacht.

- Er legt sich auf den Rücken und stellt entspannt die Beine an.
- Sobald er gut liegt, setzt sie sich mit dem Rücken zu ihm rittlings auf seiner Mitte nieder und hält sich dabei an seinen Knien fest.
- Sie nimmt seinen Lingam in ihre Yoni auf, spreizt ihre Beine und legt ihre Schienbeine eng neben ihm ab. Die Fußrücken liegen auf, so hat sie einen guten Halt.
- Nun bewegt sie sich in ihrem Tempo auf und ab und bestimmt ganz allein Rhythmus und Tiefe dieses leidenschaftlichen Ritts.

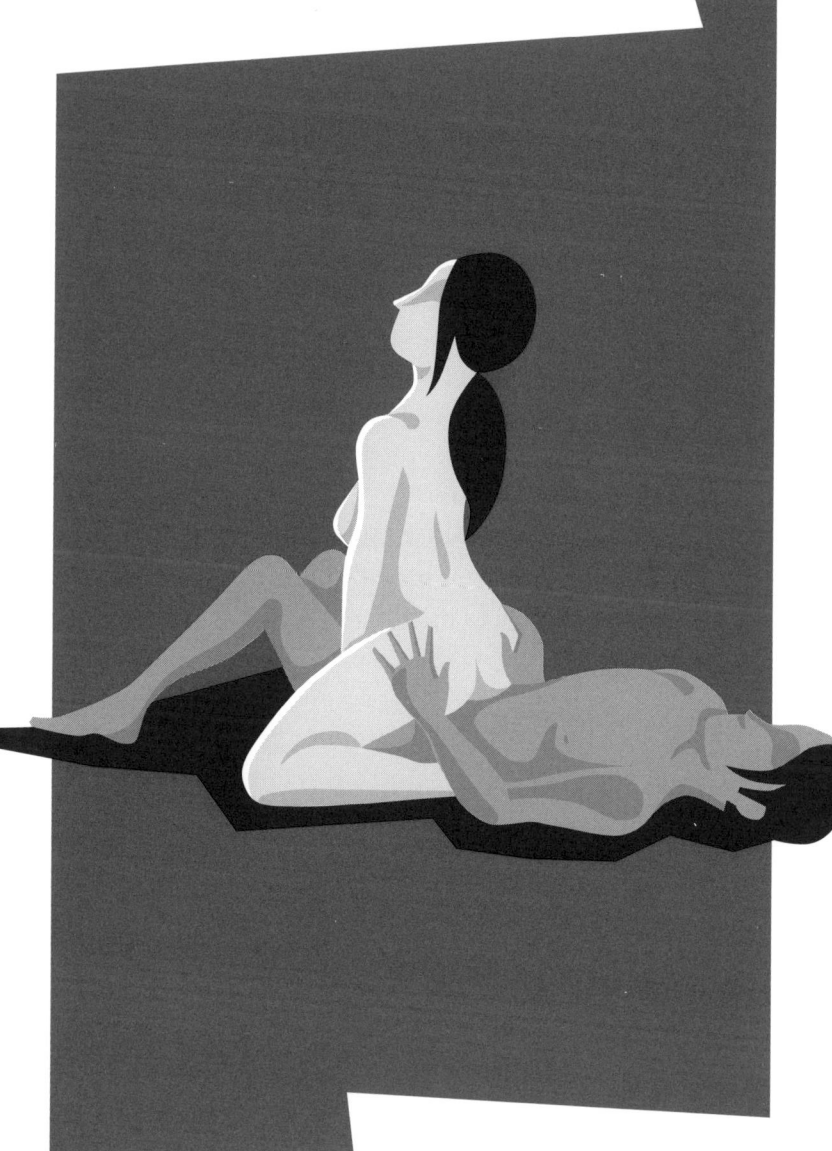

DIE KERZE IM WIND – SARVANGASANA

Diese Stellung ist für Paare, deren Leidenschaft am Kochen ist. Etwas Gelenkigkeit ist auch hier von Vorteil.

- Sie liegt auf dem Rücken, spreizt ihre Beine und umfasst ihre Unterschenkel so weit unten wie möglich. Dann bringt sie ihre Beine nach oben über ihren Kopf und beugt sie bei Bedarf leicht an. (Besonders gelenkige Liebhaberinnen lieben es, die Beine ganz durchzustrecken.)
- Er hat nun die beste Aussicht auf ihre Yoni und ihren Po und kann sich zärtlich über sie beugen und sie vom Kopf bis hin zu ihrer Körpermitte mit Küssen verwöhnen, bis sie es nicht mehr aushält. Dann gleitet er in sie ein, wobei er sich auf den Unterarmen abstützt.
- In dieser innigen Position dringt er besonders tief in sie ein und kann sie in seinem Rhythmus stoßen.

DER SCHLÜSSEL – JATRU

Diese Stellung eignet sich hervorragend für einen Quickie. Dazu brauchen Sie lediglich eine etwas höhere Sitzmöglichkeit, deren Höhe in etwa mit seiner Beinlänge korrespondiert.

- Sie setzt sich auf eine Kommode, eine breite Fensterbank oder eine Arbeitsplatte und breitet die Oberschenkel lustvoll auseinander. Mit den Händen stützt sie sich nach hinten ab.
- Er stellt sich vor sie, umfasst ihren Po und dringt in sie ein.
- Dann schlingt sie ihre Beine um seine Hüften und lässt sich von ihm leidenschaftlich bedienen.

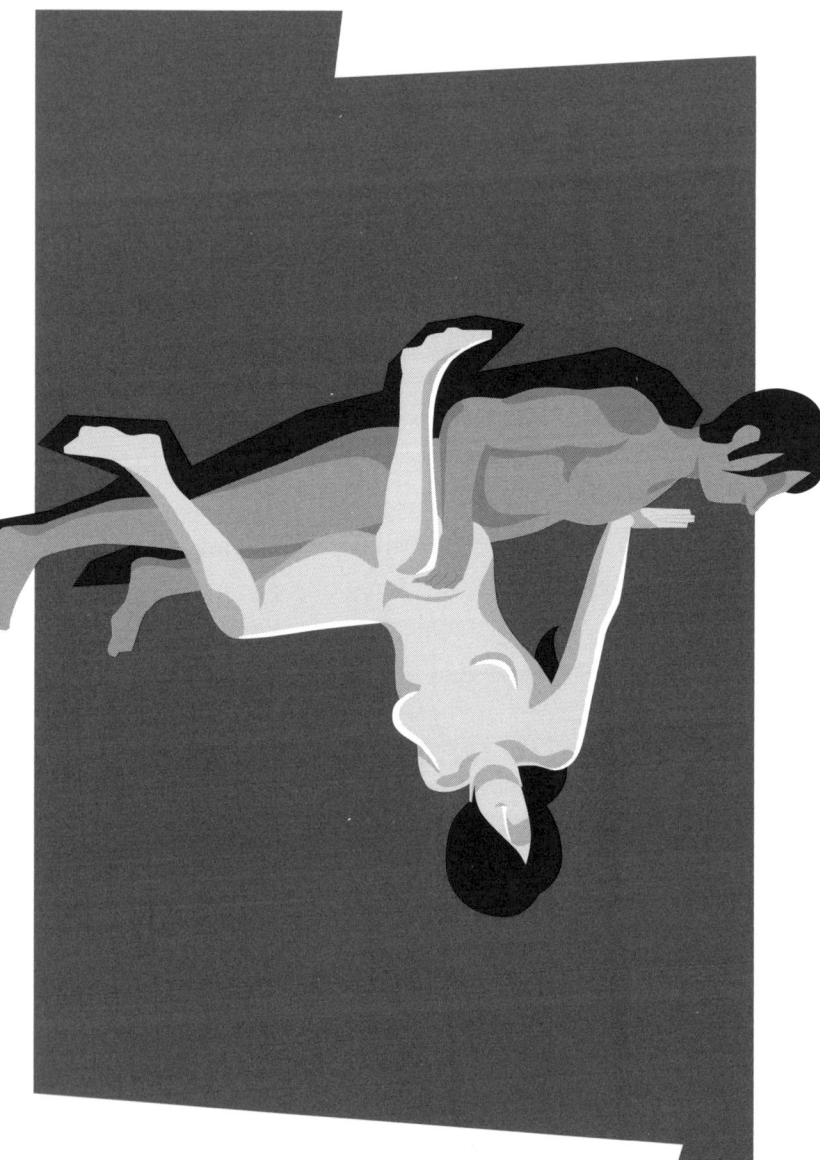

DAS BOOT – NAVA

Auf den ersten Blick sieht diese Liebesstellung aus wie eine etwas schwierigere gymnastische Übung. Ist sie aber nicht, dafür kann sie ihn hier genießen und den Rhythmus bestimmen. Für zwischendurch eine schöne, entspannende und doch kitzlige Position.

- Er legt sich entspannt auf den Rücken und kann den Kopf auf ein Kissen betten, um sie gut im Auge zu haben.
- Nachdem sie seinen Lingam gestreichelt und geküsst hat, nimmt sie im rechten Winkel zu ihm Platz. Dazu setzt sie sich vorsichtig auf ihn und lässt ihn eindringen. Halt findet sie auf seinen Oberschenkeln auf der einen Seite und auf seiner Brust auf der anderen. Ihre Beine sind gespreizt und die Füße auf dem Boden abgestellt.
- Nun kann sie sanft hin und herschaukeln wie ein Boot auf den Wellen und seinen Lingam in ihrer Yoni genießen.

DAS KANINCHEN – MUYAL

Diese Stellung ist für beide hocherotisch und zugleich sehr innig und spannungsreich verspielt.

- Er sitzt auf dem Bett und streckt seine Beine nach vorne aus, nach hinten stützt er sich mit den Händen ab.
- Sie hockt sich mit ihrem Po zu ihm gewandt langsam auf ihn und stützt sich dazu anfangs noch auf seinen Oberschenkeln ab, um ihn mit sanft kreisenden Bewegungen zu stimulieren.
- Er kann dabei ihren Po und ihre Yoni streicheln – oder muss stillhalten, wenn das vorher so vereinbart wurde.
- Sobald er in sie eindringen will, weicht sie ihm aus – und erregt ihn mit diesem Spiel von absoluter Nähe und einem sich rasch wieder Entziehen aufs Höchste.
- Schließlich lässt sie ihn in sich hineingleiten und lehnt sich mit dem Rücken an seine Brust, während sie sich auf ihm wiegt, nach vorne und hinten schaukelt und sich in ihrem Rhythmus kreisend bewegt.

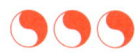

DER FROSCH – VARSHAHU

Eine sehr sexy-verspielte Position für ihn, wenn er ihre schöne Rückseite liebt, und für sie, sofern sie über einige Gelenkigkeit und Kraft verfügt. Denn das Fröschchen bei dieser Kamasutra-Stellung ist sie.

- Er sitzt mit gespreizten Beinen auf der Bettkante, stellt seine Füße auf den Boden und stützt sich nach hinten mit den Händen ab.
- Sie hockt sich mit dem Rücken zu ihm in seinen Schoß, die Füße vor sich auf der Matratze.
- Dann hebt sie ihren Po an und stützt sich vorne dabei ab, um ihm ein Eindringen zu ermöglichen.
- Dann suchen und finden beide einen gemeinsamen Rhythmus, während sie sich leicht auf und ab bewegt und hin und her schaukelt. Dabei kann er ihre Hüften und den Po umfassen.
- Oder er übernimmt die Regie und hat die Hände frei, um sie von hinten bis vorne zu verwöhnen.

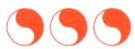

DIE KOBRA – BHUJANGASANA

Eine schöne Liebesstellung, bei der sie sich buchstäblich aushängen und entspannen kann und die ihm und ihr große Lust beschert, da sich Yoni und Lingam in einem erregenden Eindringwinkel begegnen.

- Dazu liegt sie auf dem Bauch auf einem niedrigen Bett und rutscht so weit nach vorne, dass sie sich mit den Unterarmen auf dem Boden abstützen und ihren Kopf seitlich auf einem Unterarm ablegen kann. Ihre Handflächen berühren den Boden und geben ihr Halt.
- Dann öffnet sie ihre gestreckten Beine. Er gleitet dazwischen, macht seine Beine lang und dringt von hinten in sie. Dafür hebt sie einmal kurz den Po und legt dann ihr Becken wieder sanft auf der Unterlage ab.
- Nun stützt er sich neben ihren Hüften ab und richtet seinen Oberkörper hoch auf. Im Yoga kennt man diese Stellung als »Kobra«. Die Partner verschmelzen hier – wenn man sie seitlich liegend betrachten würde – zu einem Ypsilon.

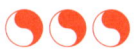

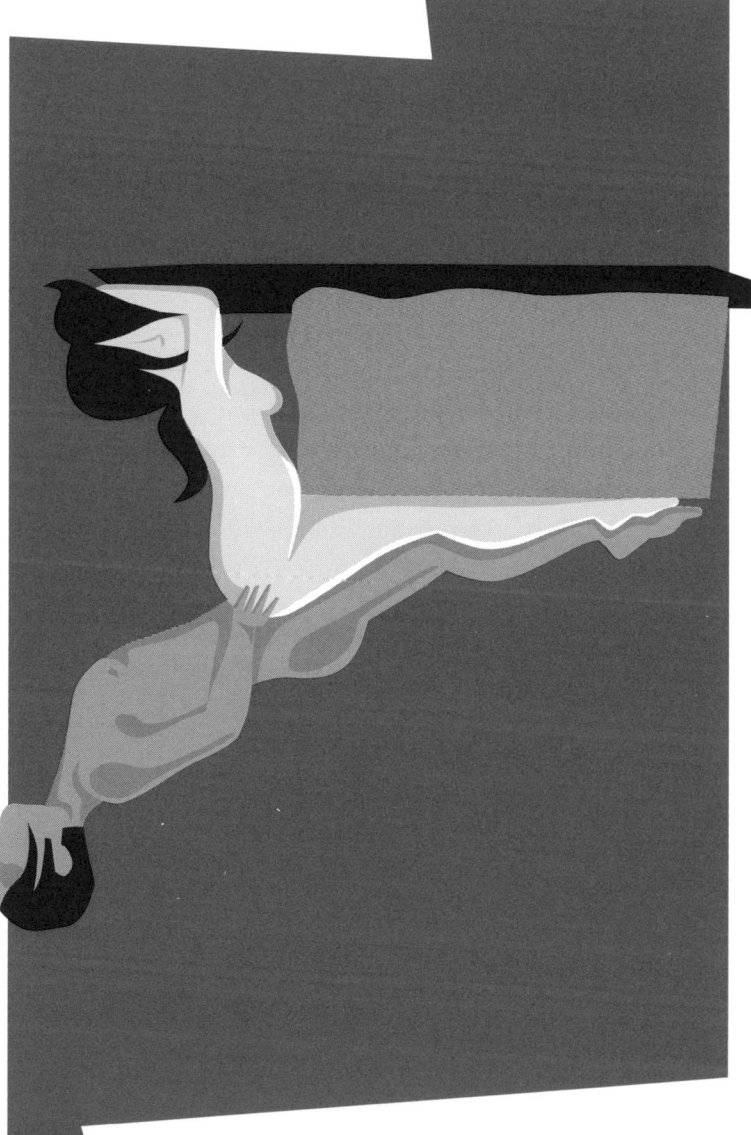

DOPPELTE FREUDE – ANANDA

Bei dieser Kamasutra-Position sind Balance und Spielfreude gefragt. Zudem sollte sie deutlich leichter und zierlicher als er sein.

- Er liegt hier auf dem Rücken mit einem Kissen oder einer Rolle als Stütze unter dem Nacken.
- Sie legt sich rücklings auf ihn und schmiegt ihren Po in seinen Schoß.
- Nun bewegt sie sich ein wenig hin und her, um ihn zu stimulieren, und stützt sich dann auf ihren Ellbogen auf, um ihr Becken in die richtige Position zu bringen, sodass er in sie eindringen kann. Dann stellt sie ihre Füße auf seinen Schienbeinen ab.
- Den Rhythmus bestimmen sie nun schaukelnd gemeinsam. Er fasst sie am besten um die Taille, um sie so sanft auf und ab zu bewegen.

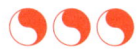

STUHL II – PITHA

Diese etwas schwierigere Stuhlposition kann geübteren Paaren viel Spaß machen und ihm maximale Lust bereiten, da er sehr tief eindringen kann.

- Sie steht dazu mit dem Rücken zu ihm etwas erhöht auf der Bettkante oder einem stabilen Sessel mit breiter Sitzfläche, auf der sie gut Halt findet.
- Er steht hinter ihr, hält sie um die Taille oder die Hüften und dirigiert sie sanft nach unten, bis er mit seinem Lingam in sie eindringen kann.
- Dann schmiegt er sich eng an sie und kann ihren Bauch oder ihre Brüste sanft massieren, während sie hin und her und auf und ab schaukelt – so lange es ihre Kräfte zulassen.

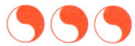

DIE BLUME – SARASWATI

Hier kann er entspannt sitzen und sie dehnt sich schön nach hinten, zugleich kann sie Tiefe und Intensität des Eindringens und damit die Wirkung auf ihren Lustpunkt bestimmen. Voraussetzung für sie: starke Armmuskeln.

- Er setzt sich in einen tiefen Sessel oder aufs Bett mit einem festen, stabilen Kissen im Rücken und so, dass seine Füße fest auf dem Boden stehen.
- Sie hockt sich auf seinen Schoß und lässt ihn in sich hineingleiten, dabei stützt sie sich zunächst nach hinten auf seinen Oberschenkeln ab und setzt die Füße neben ihm auf.
- Dann hält er sie fest an der Taille, damit sie sich nach hinten beugen kann, um schließlich mit ihren Händen den Boden zu erreichen. Ihre Fingerspitzen zeigen in dieselbe Richtung wie seine Zehen. Ihr Blick geht nach oben.
- Sobald sie festen Halt gefunden hat, bewegt sie sich vor- und rückwärts und bestimmt durch Schließen und Öffnen ihrer Schenkel die Intensität.

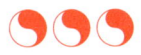

DIE TREPPE – AVAKSEPASOPANA

Sie wohnen in einem Haus mit Treppe oder haben eine Maisonettewohnung? Oder Sie sind ganz mutig und kennen eine verschwiegene Treppe in der Nähe? Dann nutzen Sie die Stufen zu Ihrem geheimen, lustvollen Vergnügen. Sie sollte auf diese Liebesstellung unbedingt große Lust haben.

- Sie kniet sich dazu mit dem Blick nach oben auf eine Treppenstufe.
- Er kniet sich auf einen Treppenabsatz unter ihr.
- Dann umfasst er ihre Hüften, sie geht etwas mehr in die Knie, er streckt sich etwas und dringt von hinten in sie ein, um sie mal leichter, mal stärker zu stoßen.
- Sie hält sich an der nächsten Treppenstufe fest und reguliert die Intensität, indem sie die Beine mehr spreizt oder enger zusammenstellt.

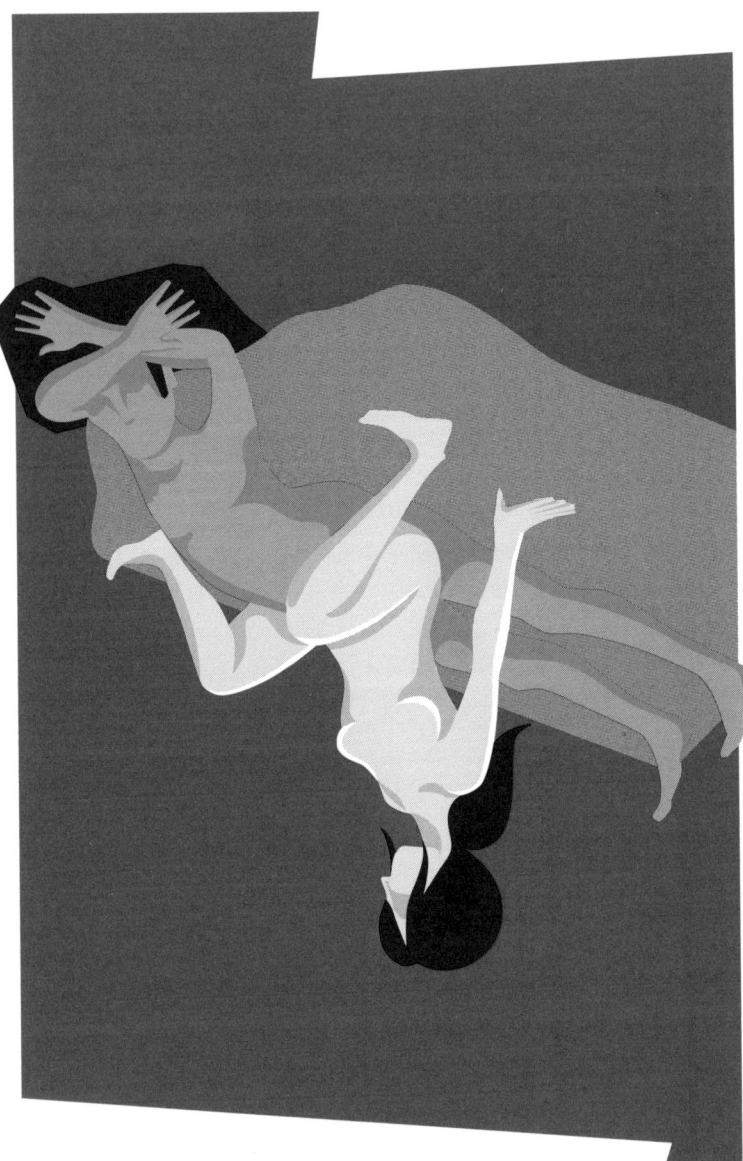

DER STERN – TARAKA

Der Name dieser Kamasutra-Stellung beschreibt das Flackern eines Sterns, kurz bevor er verglüht. Das sieht auf den ersten Blick für ihn gymnastisch anspruchsvoll aus, dabei muss er sich nur hängen lassen.

- Er liegt mit dem Kopf am Fußende entspannt auf dem Rücken. Sie setzt sich, ihr Gesicht ihm zugewandt, auf ihn und beginnt, sich auf ihm zu bewegen, sodass er immer erregter wird.
- Kurz bevor er kommt, hört sie auf und bittet ihn, ein Stück nach hinten zu rutschen.
- So geht das Spiel immer stückweise weiter, bis sein Kopf und Nacken bequem auf dem Boden liegen.
- Zum Schluss bereitet sie ihm so lange Vergnügen, bis er lustvoll verglüht.

SCHWEBENDES ERHEBEN – VIMANA

Diese Liebesstellung ist perfekt für sie und auch ideal, wenn sie einen sicheren Orgasmus ansteuern möchte.

- Er legt sich dazu ganz entspannt auf die Laken und kann, wenn er möchte, seinen Kopf auf ein Kissen legen oder die Arme hinter dem Kopf verschränken.
- Sie hockt vor ihm und kann ihn mit den Fingern und den Lippen verwöhnen, wenn sie beide Lust dazu haben.
- Wenn er schön hart ist, hockt sie sich auf seine Mitte, lässt ihn eindringen und beugt ihre Beine auf seiner Brust zum Kniesitz mit weit geöffneten Oberschenkeln. Mit den Händen stützt sie sich nach hinten auf seinen Oberschenkeln ab und kann in ihrem Rhythmus auf und ab schwingen.
- Wenn sie sich leicht zurücklehnt, kann sie ihren G-Punkt optimal stimulieren und er mit seinen Fingern ihre Brüste und Brustwarzen verwöhnen – Genuss ohne Grenzen!

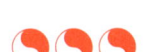

SCHLAFENDE SCHÖNE – MOHINI

Eine raffinierte Stellung, wenn sie schon ein bisschen müde ist, aber noch Lust auf ein bisschen mehr hat.

- Sie liegt seitlich auf dem Bett mit dem Rücken zu ihm und bettet ihren Kopf auf ihre Arme.
- Er kniet sich neben sie auf der Höhe ihres Pos, blickt auf ihren Hinterkopf und streichelt ihren Rücken bis hinunter zum Po – wenn sie möchte, mit Gänsehautfeeling. Er kann mit den Fingern auch zart ihre Yoni stimulieren.
- Wenn sie bereit ist, schiebt er seinen Oberschenkel zwischen ihre Beine und hockt nun mit seinem Lingam eng an ihren Po gepresst. Seine Hände umfassen ihre Taille oder ihre Hüften.
- Wenn sie ihr äußeres Bein etwas anwinkelt und nach oben schiebt, kann er nun in sie eindringen und sie langsam und intensiv stoßen.

DIE UNENDLICHKEIT – BHUMA

Eine Liebesstellung für Verspielte, die es nicht eilig haben, und ideal als Zwischenposition, mit der er sich richtig aufheizen kann.

- Sie liegt dazu auf dem Rücken und empfängt ihn mit leicht geöffneten Beinen, die sie der Bequemlichkeit halber auch anstellen kann. Ein kleines Kissen unter ihrem Po beziehungsweise ihrer Lendenwirbelsäule macht ihm das Eindringen und ihr die Liegeposition leichter.
- Er legt sich über sie mit beinahe gestreckten Armen und gestreckten Beinen, aber abgestützt etwa wie bei einem Liegestütz. So hat er in seiner Lendenregion Bewegungsfreiheit.
- Er dringt in sie ein und beginnt nun mit seinen Hüften kreisend eine liegende Acht in ihr – das Symbol der Unendlichkeit. Sie kann die Hände um seine Hüften legen und ihn sanft unterstützen oder seinen Po kneten.

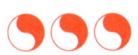

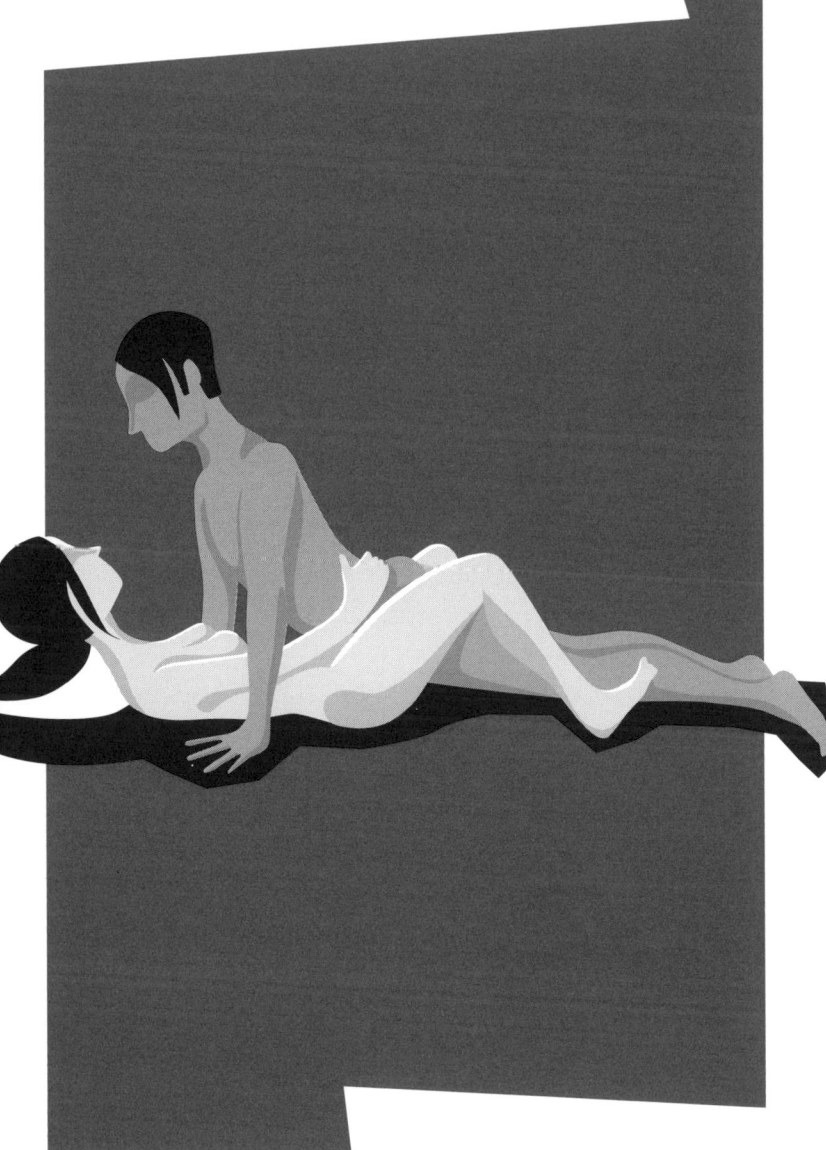

DAS SCHIFF – BOHITTHA

Eine Liebesposition, die ein wenig Balancegefühl erfordert, für sie aber sehr lustvoll sein kann, da der Eindringwinkel für sie sehr angenehm und stimulierend ist. Er wird die Position lieben, wenn er den Anblick ihres Pos erregend findet.

- Er sitzt dabei entspannt auf der Unterlage oder Matratze und stützt sich nach hinten mit den Händen ab oder lehnt sich an die Wand oder das Kopfende des Bettes. Die Beine hat er locker nach vorne ausgestreckt, sie liegen relativ nah beieinander.
- Dann kniet sie sich mit dem Po zu ihm im Vierfüßlerstand über ihn. Die Hände stützt sie beide seitlich entweder links oder rechts neben ihm ab und hält diese parallel nebeneinander.
- Nun lässt sie ihn in diesem Winkel in sich eindringen und kreist und schaukelt mit seinem Lingam in sich hin und her.
- Während sie den Bewegungsrhythmus bestimmt, streichelt er mit seiner freien Hand ihren Po und kann auch ihre Klitoris stimulieren.

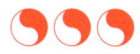

DER DIENER – DASA

Eine schöne Liebesstellung für frisch Verliebte, die viel Power für eine lange Liebesnacht haben. Für diese Position brauchen Sie einen etwas festeren Untergrund, als ihn ein Bett zu bieten hat, idealerweise einen weichen Teppich.

- Er kniet auf beiden Beinen, stützt sich dann zu einer Seite auf einem Arm ab und stellt ein Bein an.
- Sie kniet, mit dem Po zu ihm, im Vierfüßlerstand vor seiner Mitte und stützt sich, wenn sie sich in die richtige Position zurechtgerückt hat, auf ihren Unterarmen ab. Ihre Zehen sind aufgestellt, damit sie einen besseren Halt hat.
- Dann kuschelt sie ihren Po in seinen Schoß und reibt ihn ein bisschen hin und her, bis er in sie eindringt.
- Rhythmus und Tempo seiner Stöße bestimmt nun aber sie, indem sie ausweichen oder sich nach vorne beugen kann. Mit seiner freien Hand streichelt er ihre Brüste oder ihren Po.

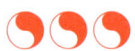

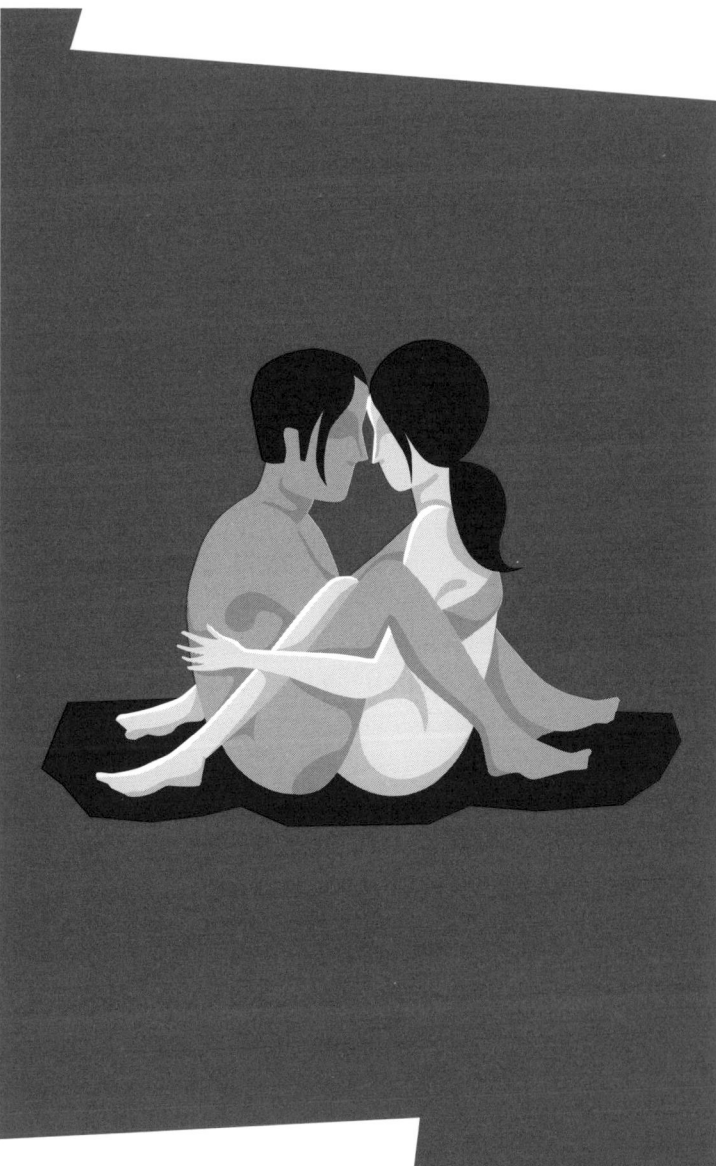

INNIGE VERSCHLINGUNG – GRATHANA

Eine innige Liebesstellung für ein sehr verliebtes Paar, das es liebt, sich so nah wie möglich zu sein.

- Er legt sich dazu zunächst auf den Rücken und sie setzt sich vorsichtig auf ihn und lässt ihn eindringen. Dabei hält sie ihren Oberkörper aufrecht und hat die Füße neben seinen Armen aufgestellt.
- Jetzt stellt er seine Beine an und richtet aus der Kraft seiner Mitte und mithilfe seiner Arme seinen Oberkörper auf. Die Liebenden sitzen einander nun direkt gegenüber und können sich küssen.
- Beide umschlingen einander nun mit den Beinen um die Taille. Die Arme haken sie sich jeweils unter dem Knie des anderen ein, um so mehr Halt zu finden.
- Wenn sie möchten, können sie nun sanft hin und her schaukeln, ohne sich dabei zu verlieren.

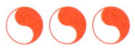

DIE TÄNZERIN — NRITU

Eine kuschlige, wenn auch bewegte Liebesstellung, wenn Sie es zwischendurch mal ruhiger angehen wollen, und eine, die sie lieben wird, da sie hier voll auf ihre Kosten kommt.

- Er setzt sich auf einen Stuhl, unter seine Knie legt er ein Kissen, um diese etwas zu erhöhen.
- Sie setzt sich auf ihn, küsst und liebkost ihn und lässt sich von ihm streicheln und verwöhnen.
- Dann nimmt sie seinen Lingam in sich auf, er umfasst ihre Taille, um ihr Halt zu geben und sie legt ihre Knie über seine Schultern.
- Ihr Hände sind frei oder auf seiner Brust abgestützt, während sie nun ihr Becken kreisen lässt wie eine Tänzerin. Dabei kann sie den Eindringwinkel variieren, indem sie ihren Oberkörper mehr nach hinten oder nach vorne verlagert.

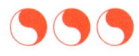

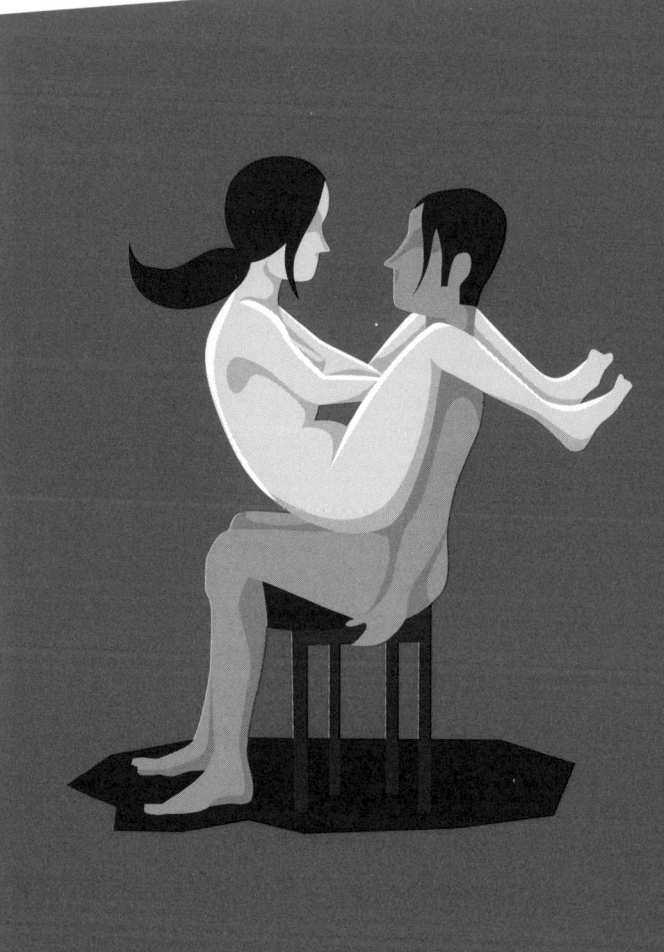

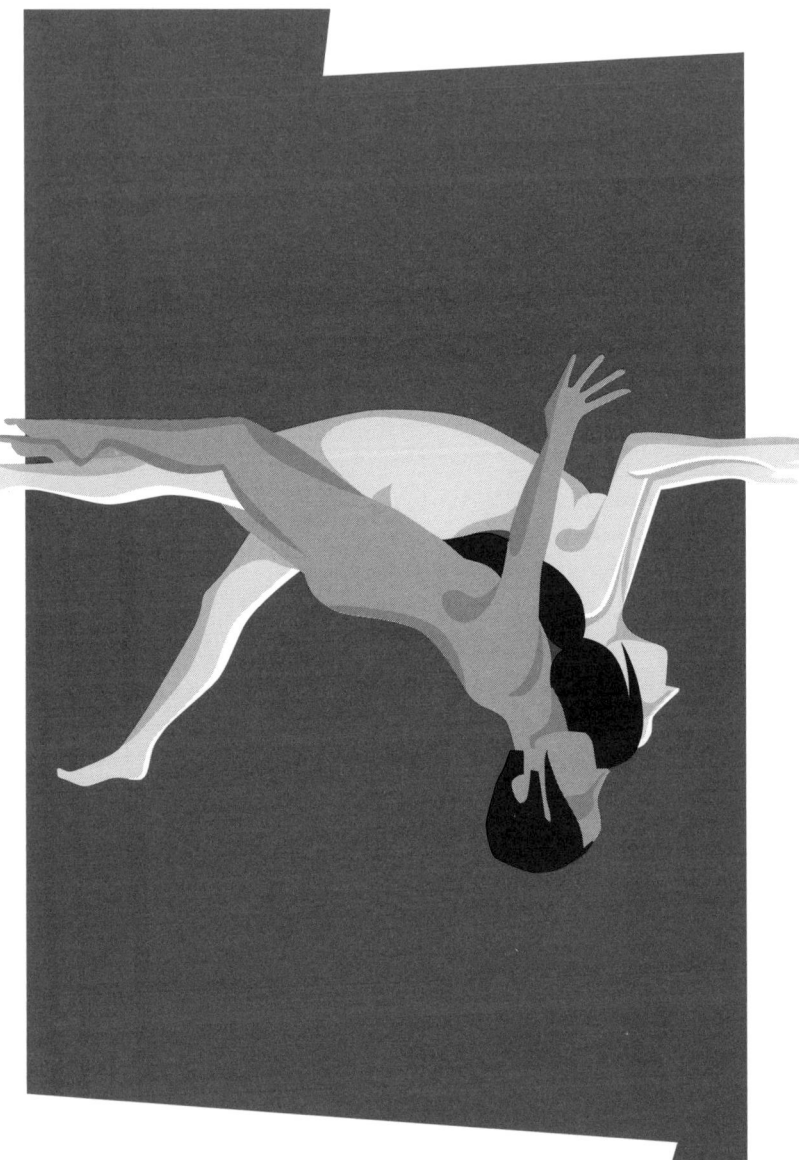

DIE LÖWIN – SINHI

Eine elegante Liebesposition, die für ihn und sie sehr erregend und lustvoll ist, da er tief in sie hineinstoßen kann und sie zugleich in den Genuss einer wunderbaren Stimulation ihres G-Punkts kommt.

- Sie legt sich dazu auf dem Bett oder auf einer weichen Unterlage auf den Bauch und stützt sich auf den Unterarmen ab. Den Oberkörper richtet sie auf, wie bei der Yoga-Position »Kobra«.
- Dann spreizt er mit seinen Fingern ihre Beine ganz leicht, indem er sie an der Yoni oder dem Po streichelt, und sie zieht ein Bein seitlich nach oben, das andere bleibt lang ausgestreckt.
- Nun kniet er sich im Vierfüßlerstand über sie, bringt seine Arme neben ihrem Rücken weiter nach vorne, dann streckt er seine Beine aus.
- Er nimmt er den gestreckten Oberschenkel von ihr zwischen sich und dringt in sie ein, um sie nun in einem langsamen lustvollen Rhythmus zu stoßen.

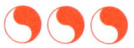

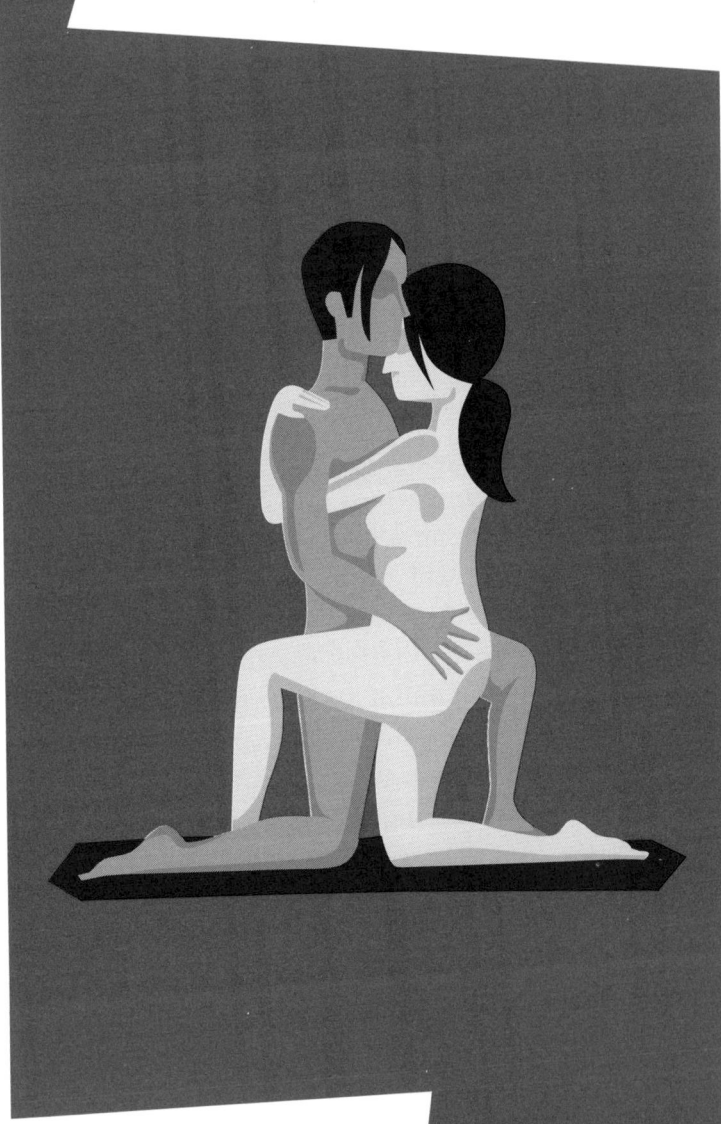

SANFTE UMSCHLINGUNG – BHUJI

Diese Liebesstellung ist sanft, elegant, stolz und dabei innig. Hier begegnen sich zwei Gleichberechtigte, die einander lieben und sich Lust bereiten wollen – und vielleicht eine kleine Pause machen möchten.

- Beide knien einander gegenüber, blicken sich liebevoll an und küssen und streicheln sich. Dann umarmen sie sich eng und jeder der beiden stellt ein Knie auf, ohne an Nähe zu verlieren.
- Dann lässt sie ihn in sich eindringen und beide umarmen einander, streicheln einander am Rücken oder Po, küssen einander, vergehen ineinander, während sie sanft vor- und zurückschaukeln.

DER SCHMETTERLING – BHADRASANA

Eine schöne Stellung für zwischendurch, bei der sie sich auf ihm viel Freude bereiten kann – wie ein Schmetterling auf einer honigsüßen Blüte.

- Er legt sich bequem auf dem Liebeslager zurück, mit einem kleinen Kissen unter seinem Kopf. Die Beine macht er lang und lässt die Füße leicht auseinanderfallen.
- Sie beugt sich über ihn und küsst und streichelt ihn mit den Fingerspitzen und liebkost seinen Lingam mit hauchfeinen Berührungen.
- Dann darf er ihr zusehen, wie sie seitlich auf seiner Mitte Platz nimmt und dabei seinen Lingam in sich hineingleiten lässt. Dabei sitzt sie wie im Damensitz auf einem Pferd, die Oberschenkel eng zusammen, und stützt sich mit einer Hand auf seinem Oberschenkel, mit der anderen an seiner Schulter ab.
- Jetzt beginnt sie, sanft und rhythmisch hin und her zu schaukeln – wie ein Schmetterling auf einer Blüte. Sie kann ihre Beine auch auf die andere Seite bringen und dort das schwebende Schmetterlingsspiel weiterspielen.

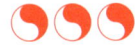

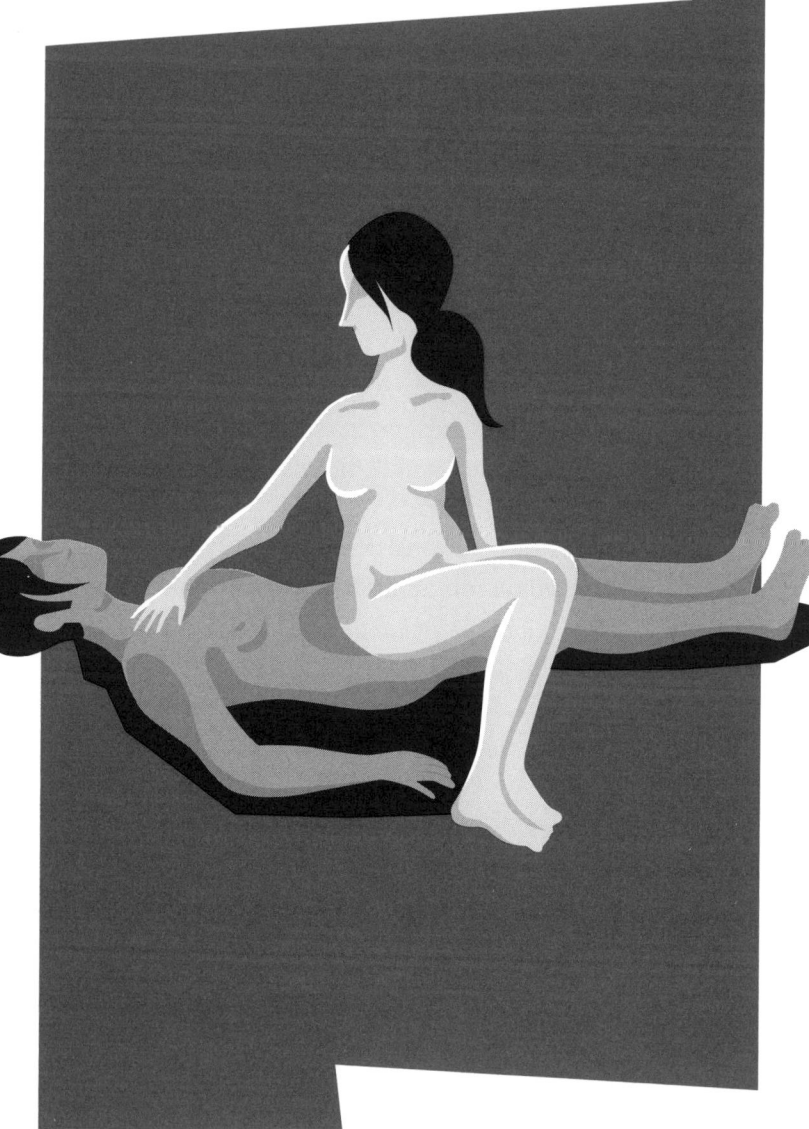

STEHENDE VEREINIGUNG

Bei dieser Stellung trägt er sie förmlich auf Händen. Dazu bedarf es einer geübten Muskulatur und eines guten Balancegefühls und unter Umständen auch einer guten Portion Humor, wenn es beim ersten Mal nicht gleich klappt.

- Sie lehnt an einer Wand, während er vor ihr steht, die Füße fest auf dem Boden.
- Jetzt können sie sich küssen und liebkosen, dann öffnet sie, sobald sie dazu bereit ist, ihre Beine und er schiebt seinen Oberschenkel dazwischen. Sie schlingt ein Bein um seine Hüfte.
- Dann greift er sie fest unter ihren Po, geht etwas in die Knie und zieht sie mit Schwung hoch, sodass sie mit dem Rücken gegen die Wand gedrückt wird. Er hält sie jetzt an den Oberschenkeln, sie schlingt auch ihr anderes Bein um seine Hüften und überkreuzt die Füße.
- Nachdem er in sie eingedrungen ist, kann er sie im Stehen stoßen.
- Sie kann, sollten die beiden vor einer Wand in der Nähe des Bettes stehen, die Füße zur Stabilisierung auch auf der Bettkante abstellen oder ein Bein auf dem Boden abstellen und ihn nur mit einem Bein umschlingen.

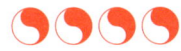

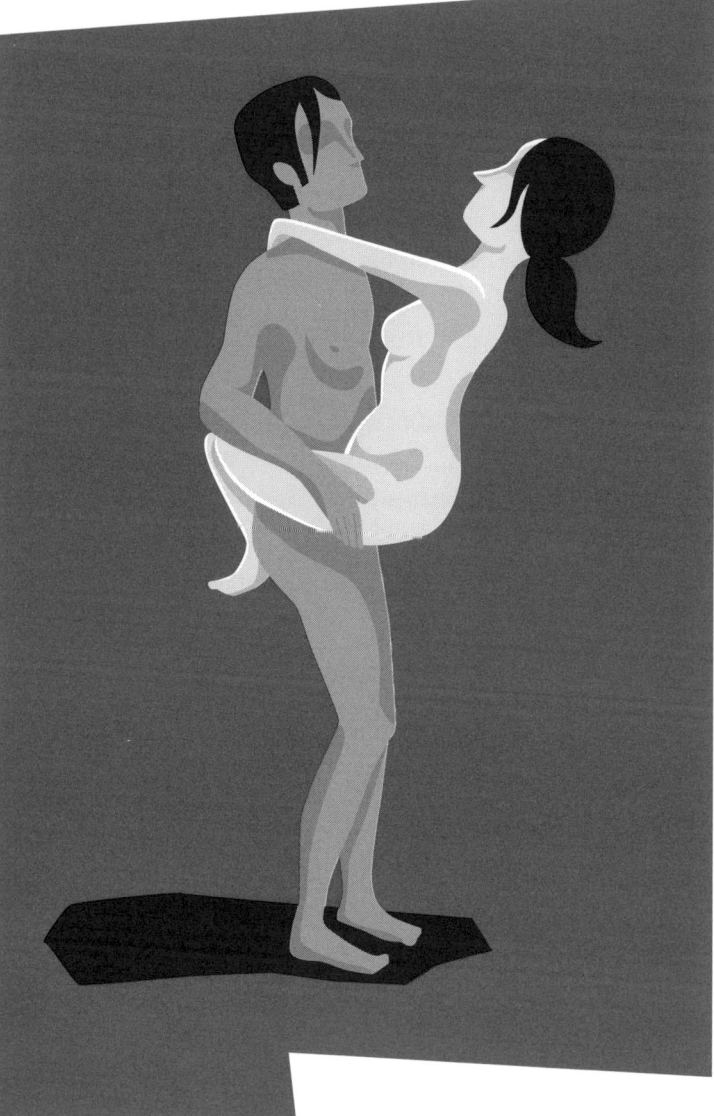

ERHABENES GLEICHGEWICHT – SAVIVADHA

Diese Stellung ist etwas heikel, da für beide Liebende – vor allem aber bei ihr – ein guter Gleichgewichtssinn die Voraussetzung ist und er über gut trainierte Bauchmuskeln verfügen sollte, damit sie die Position, in der sie sich minimal bewegen, halten können.

- Er legt sich auf den Rücken und zieht beide Beine an die Brust.
- Dann spreizt er seine Beine, sodass sie von oben auf seinem Lingam Platz nehmen und diesen in sich eindringen lassen kann. Ihre Füße stehen dabei zuerst noch eng nebeneinander, danach zieht sie sie an und beugt sich dazu etwas nach hinten.
- Auf diese Weise dringt er sehr tief in sie ein und kann ihr nun durch schaukelnde Bewegungen viel Freude bereiten. Am besten umfasst er dabei ihre Taille.
- Sie kann währenddessen den Ansatz seines Lingams und den Beckenbodenbereich unter seiner Prostata massieren.

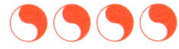

DER AFFE – MARKATA

Bei dieser Liebesstellung ist von ihrer Seite ein guter Gleich-gewichtssinn wichtig und gut trainierte Bauch- und Arm-muskeln.

- Er liegt anfangs noch entspannt auf dem Rücken, win-kelt seine Beine an und grätscht diese weit.
- Dann setzt sie sich rücklings auf ihn und lässt seinen Lingam in sie eindringen.
- Langsam beugt sie sich zurück und er stützt ihren Rü-cken mit seinen Füßen.
- Sie kann sich zunächst mit den Händen an seinen Hüften abstützen und später seine Hände ergreifen, damit beide einen besseren Halt haben.
- Dann stützt sie sich auf seinen Handflächen ab und macht langsame Auf- und Ab-Bewegungen, solange es ihre Armkraft zulässt. Zum Abschluss können beide auch sanft schaukeln oder kreisen, bevor sie sich viel-leicht wieder einer entspannteren Stellung zuwenden.

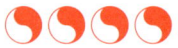

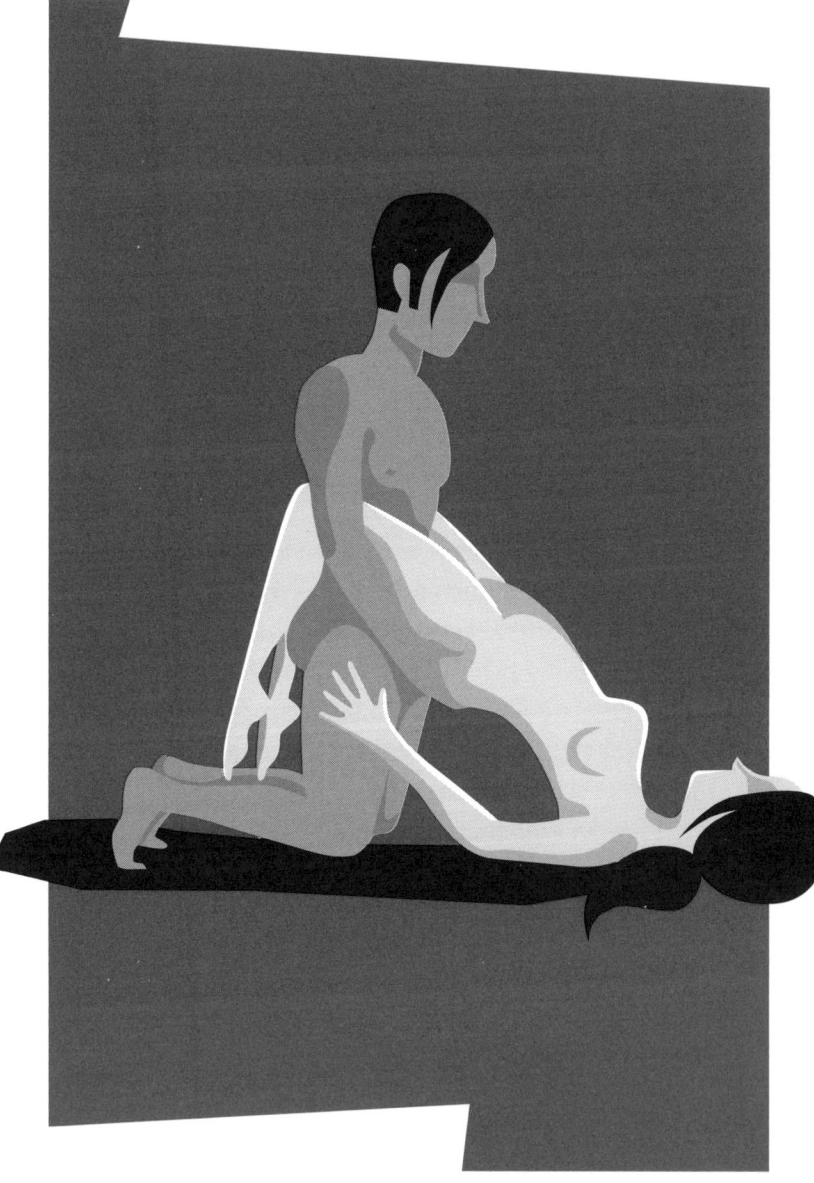

DIE BRÜCKE – SETU II

Diese Liebesstellung erinnert etwas an die Stellung des Suvarnanabha, ist aber im Ansatz deutlich athletischer und er hat hier absolut das Sagen. Sie sollte nicht nur über Gelenkigkeit verfügen, sondern ihm auch vertrauen. Er braucht auf jeden Fall viel Kraft in den Armen und in der tiefer liegenden Bauchmuskulatur und viel Lust, um hier zum Abschluss zu kommen.

- Sie liegt bequem auf dem Rücken, mit einem kleinen Kissen unter dem Kopf. Die Beine spreizt sie langsam und lässt sich von ihm, der zwischen ihren Beinen kniet, mit den Fingern oder dem Mund verwöhnen.
- Wenn sie bereit ist, geht sie in die Schulterbrücke. Das heißt, sie stellt die Füße ihrer hüftbreit geöffneten Beine nah an ihren Po und hebt ihm ihr Becken entgegen.
- Er umfasst ihre Hüften und hebt sie leicht vom Boden ab. So kann er sanft in sie eindringen, seinen Rhythmus finden und schnell zu einem Höhepunkt kommen. Das ist hier sogar erwünscht, da die Position nicht allzu lange gehalten werden kann.
- Nach seinem Höhepunkt oder wenn die Sache doch etwas zu anstrengend wird – kann er sich vor sie setzen und ihre Klitoris stimulieren.

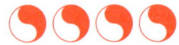

DAS UMSCHLINGEN EINER LIANE I – LATAVESHTITAKA I

Hier sind Experimentierfreude und gymnastisches Talent gefragt. Diese Liebesstellung ist schön, wenn Sie es zwischendurch ein bisschen ruhiger angehen wollen und zugleich einmal etwas ganz Besonderes ausprobieren möchten.

- Er sitzt auf der Bettkante und sie setzt sich von vorne auf seinen Schoß, um ihn mit ihren Beinen hinter seinem Rücken zu umschlingen.
- Dann dringt er in sie ein und hilft ihr, indem er sie zuerst um die Taille und dann an ihren Händen gut festhält, dass sie sich langsam nach hinten beugen kann. Wenn ihr Kopf dabei den Boden berührt, sollte man dort vorher schon ein Kissen platzieren, damit sie es weich hat.
- Er kann sich nun langsam vor- und rückwärts bewegen und sanft kreisen. Ihr G-Punkt wird hier maximal stimuliert. Auch ihre Brüste und Brustwarzen kann er liebkosen.
- Um die Stellung aufzulösen, zieht er sie an den Handgelenken langsam und sanft wieder nach oben.

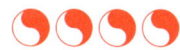

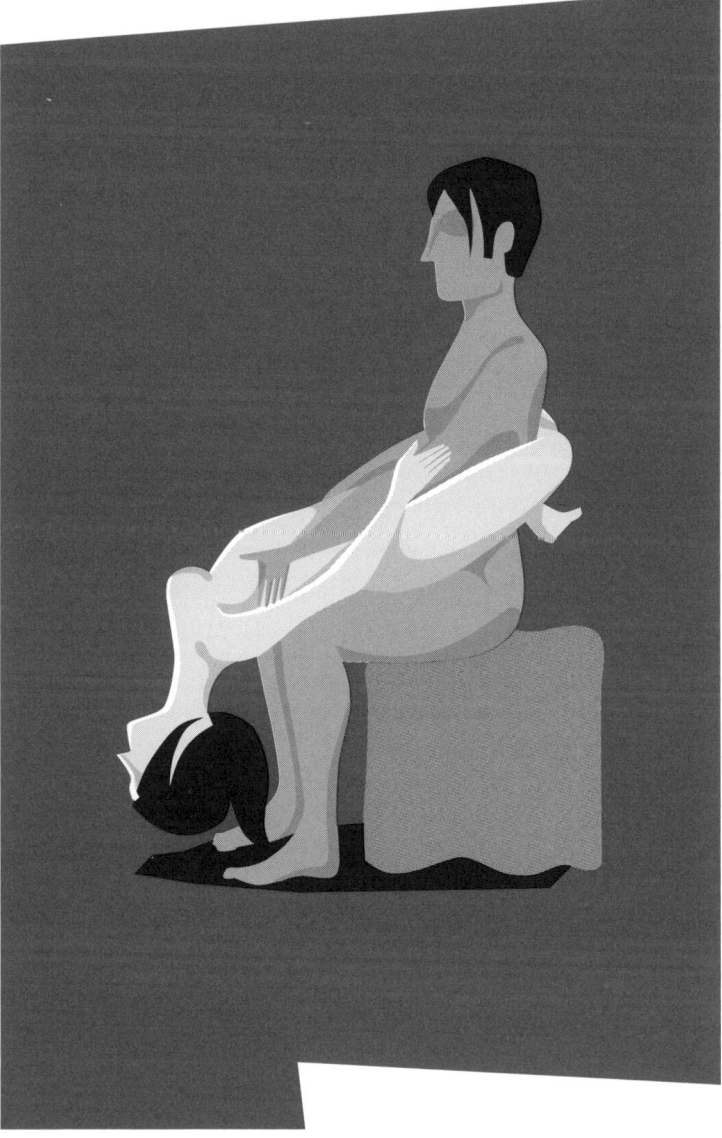

DER GIPFEL

Für zwei gelenkige und verspielte Naturen eine großartige Stellung, mit der vor allem sie und ihr G-Punkt viel Freude haben werden. Für ihn ist die Stoßrichtung angenehm und – sofern beide entspannt an die Sache herangehen – es könnte ein Gipfel der Leidenschaft erklommen werden.

- Sie legt sich auf den Rücken, mit einem kleinen Kissen unter dem Nacken, und zieht ihre Beine an die Brust.
- Er kniet sich ganz nahe vor ihren Po, nimmt sie an der Taille und hebt sie in den Schulterstand. Sie hält sich seitlich an seinen Oberschenkeln fest.
- Dabei lässt sie ihre Beine angewinkelt und spreizt sie leicht, sodass sie seinen Lingam aufnehmen kann.
- Er hält sie an den Fußfesseln und stößt in seinem Rhythmus langsam und tief. Ihr Po ist eng an seinen Unterbauch geschmiegt, wodurch sie auch mit ihrem Becken kreisen kann, wenn es ihr mehr Spaß macht.

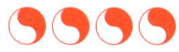

DER WAGEN – VAHAT

Diese Kamasutra-Stellung ist ideal für Geübte und Paare, die gut aufeinander eingespielt sind und kein Problem damit haben, wenn eine Stellung auch mal nicht funktioniert oder sogar zu spontanen Heiterkeitsausbrüchen animiert.

- Sie kniet sich dazu vor das Bett und stützt sich auf ihre Unterarme.
- Er stellt sich hinter sie zwischen ihre Beine.
- Nun umfasst er mit seinen Händen ihre Oberschenkel so weit oben wie möglich und hebt sie so an, dass sie ihre Beine anwinkeln und ihre Beine um seine Hüften klammern kann.
- Dann dringt er in sie ein und stößt sie in seinem Rhythmus so lange, wie es seine Kräfte erlauben. Zum Abschluss lässt er sie wieder sanft nach unten gleiten.

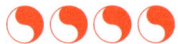

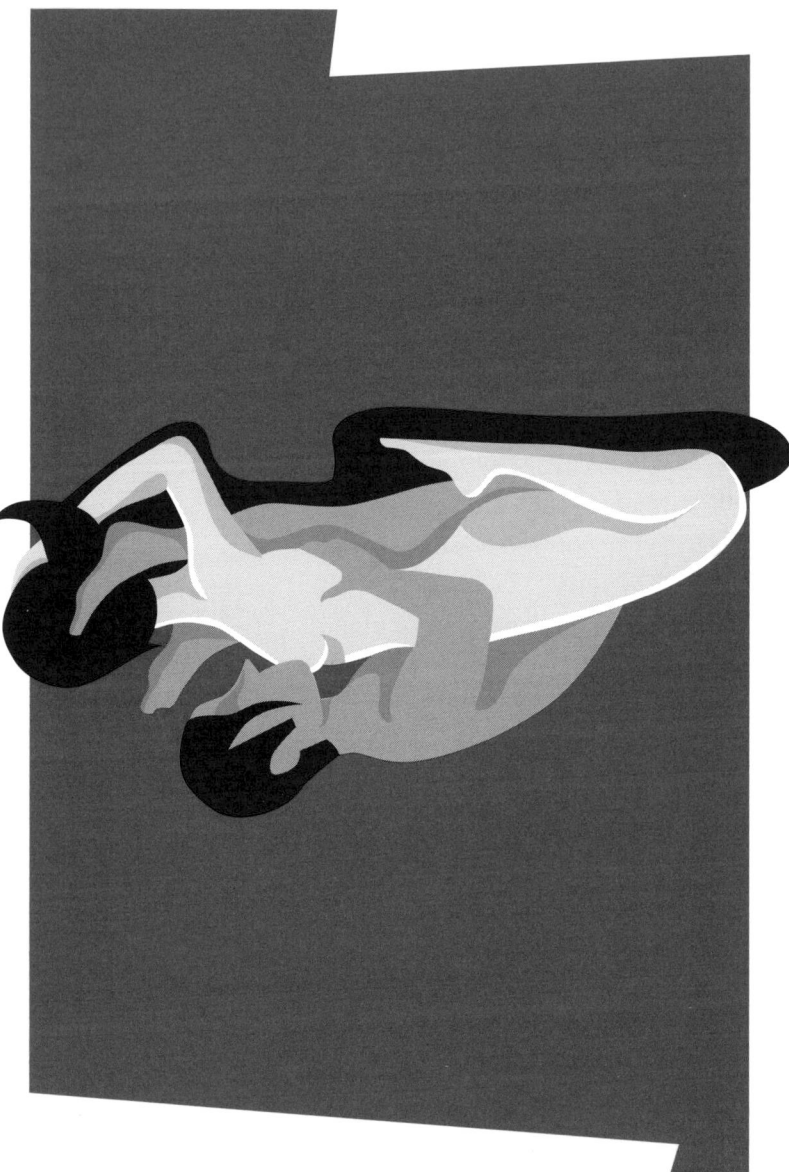

ABSOLUTE HINGABE – SANGITA

Eine wunderschön innige und anmutige Liebesposition ist das, allerdings nur eine für geübte Ballerinas und Yoginis und für Männer, die über eine bewegliche Lendenwirbelsäule verfügen.

- Er sitzt mit ausgestreckten Beinen auf dem Bett oder dem Liebeslager.
- Sie kniet sich über ihn, ihre Unterschenkel eng an seinen Oberschenkeln, setzt sich auf seinen Lingam und nimmt ihn in sich auf.
- Dann hält er sie fest um die Taille, um sie zu stützen, und sie lässt sich langsam in einem Bogen nach hinten sinken, bis sie auf seinen Schienbeinen liegt. Den Kopf legt sie zur Seite, die Arme entspannt seitlich nach oben angewinkelt.
- Jetzt lehnt er sich nach vorne und beugt sein Gesicht hinunter, bis er ihre Brüste küssen und in dieser innigen Position, in der beide eine kurze Pause im Liebesspiel genießen, verharren kann.

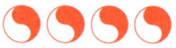

DIE VOLLENDETE POSITION – NISHTA

Für diese sehr innige Liebesstellung muss er über Gelenkigkeit in den Beinen verfügen. Da heißt: Es sollte ihm nichts ausmachen, eine Weile im Schneidersitz zu verharren – dann ist diese Liebesstellung eine wunderbar entspannte Angelegenheit.

- Sie können hier weitermachen, nachdem sie vielleicht einen Orgasmus hatte und Sie beide nicht voneinander lassen können, oder wenn Sie vorher eine der gymnastisch anspruchsvolleren Positionen eingenommen hatten.
- Er sitzt dazu möglichst aufrecht im Schneidersitz auf der Matratze und sie hockt sich auf ihn.
- Beide Oberkörper sind eng aneinandergeschmiegt und beide können sich umarmen, küssen und streicheln.
- Dann stellt sie ein Bein an und positioniert ihren Fuß neben seiner Hüfte auf der Matratze, das andere Bein streckt sie aus. Mit ihren Händen stützt sie sich nun nach hinten ab und bewegt sich auf und ab und hin und her kreisend. Nach Belieben wechselt sie die Beine und kann ihn so wunderbar stimulieren.

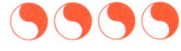

DIE KERZE II

Für geübte Yoginis ist diese Liebesstellung kein Problem, sie brauchen außerdem einen starken Mann und viel Vertrauen auf den Halt, den er ihnen gibt.

- Sie legt sich auf den Rücken und stellt die Beine an. Dann bringt sie das Becken nach oben, bei Bedarf stützt sie sich dafür in der Taille ab, und streckt die Beine lang nach oben aus. Sobald sie sich in der Streckung befindet, legt sie die Arme nach hinten ab.
- Er kniet nun ganz nah bei ihr und bringt seine Mitte an ihren Po.
- Nun ist alles eine Frage des richtigen Winkels. Er hält sie fest um ihren Po, sie lehnt ihre Beine an seine Schultern. Wenn sie möchte, kann sie zur Unterstützung auch seine Oberschenkel umfassen. Er umfasst ihren Po und dirigiert ihn so, dass er in sie eindringen kann.

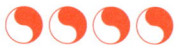

DAS KREUZ – SWASTIKA

Eine schöne Liebesstellung für zwischendurch oder auch im Sommer, wenn es sehr heiß ist und man zwischendurch ganz dankbar darüber ist, wenn man nicht so eng beieinander liegt.

- Beide liegen im rechten Winkel zueinander auf der Seite.
- Er liegt hinter ihr, den Kopf auf ein Kissen gebettet.
- Auch sie legt ihren Kopf auf ein Kissen und rutscht auf die Position – wenn man die Uhr bemühen will – von 12:15.
- Beide machen die Beine lang. Dazu legt er seine Beine über ihr unteres Bein in Höhe der Oberschenkel und sie hebt ihr oberes Bein und kommt ihm mit ihrem Po entgegen, damit er in sie eindringen kann.
- Damit das Kreuz stabil bleibt, stabilisiert sie die Position mit Füßen und Händen und er stößt langsam und in seinem Rhythmus. Mit den Händen kann er ihren Rücken und Po liebkosen.

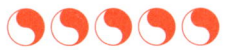

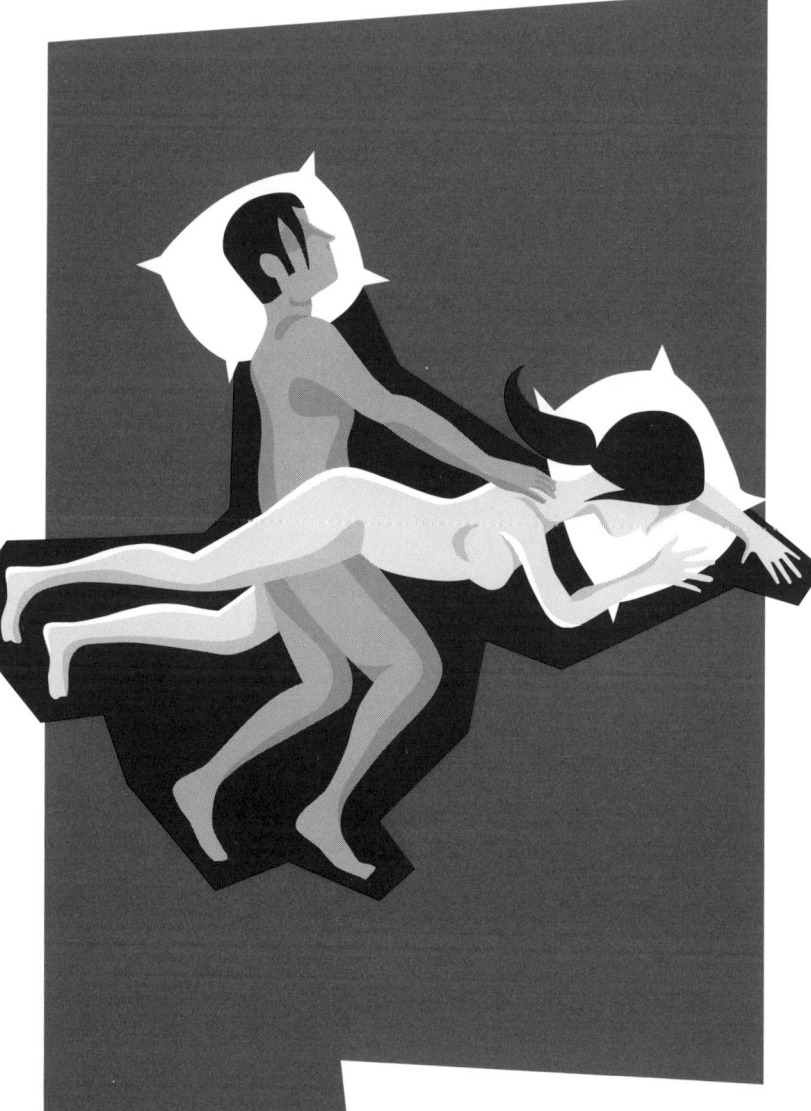

DER LIEBESSPAGAT – HANUMANASANA

Für Liebhaber des klassischen Balletts oder komplizierter Yogastellungen und ebenso für gelenkige Liebhaberinnen kann diese Stellung besonders lustvolle Momente bescheren.

- Beide stehen sich gegenüber. Er nimmt einen stabilen Stand mit leicht gebeugten, hüftbreit geöffneten Beinen ein, am besten vor einer Wand, und umfasst ihre Taille.
- Sie umfasst seinen Nacken, dreht den Fuß ihres Standbeins nach außen und zieht das Spielbein so weit nach oben, dass sie ihren Fuß auf seiner Schulter ablegen kann. Das Bein kann sie gebeugt lassen.
- Während er in sie eindringt, schiebt sie sich in den Spagat nach oben und drückt das Knie schließlich durch.

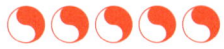

DAS UMSCHLINGEN EINER LIANE II – LATAVESHTITAKA II

Für diese außergewöhnliche Kamasutra-Stellung müssen beide Partner kräftige Arm- und Bauchmuskeln haben. Sie erinnert ein bisschen an das Spiel »Schubkarre«, das Kinder früher gern als Rennspiele auf Geburtstagen gespielt haben. Unsere Variante erfordert ebenso viel Spielfreude und ist ungleich sexyer.

- Sie geht dazu auf dem Boden in den Vierfüßlerstand, er steht hinter ihr.
- Dann fasst er sie um Oberschenkel und Hüften und hebt sie so hoch an, dass sie ihre Beine hinter seinem Rücken verschränken und er zugleich in sie eindringen kann.
- Dazu sollte sie bereits schön feucht sein. Ihre Arme sind durchgestreckt und er hält sie fest um ihre Hüften. Dann geht es los …

Übrigens: Lachen ist bei dieser Übung ausdrücklich erlaubt! Wenn ihre Kräfte nachlassen, lässt er sie sanft nach unten gleiten, damit sie wieder im Vierfüßlerstand landet.

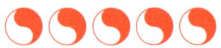

DIE MÜHLE

Diese ungewöhnliche Kamasutra-Stellung erfordert gute Körperbeherrschung, vor allem bei ihm viel Kraft in den Armen und Stehvermögen, Spaß am Spiel und Sinn für Humor. Ganz gleich, ob Sie diese Position perfekt hinbekommen, Sie werden auf jeden Fall Ihren Spaß daran haben.

- Sie beginnen ganz »normal«: Sie liegt ausgestreckt auf dem Rücken, er küsst und liebkost sie und dringt auf ihr liegend in sie ein. Dann streckt er die Arme fast durch und beginnt sie langsam zu stoßen.
- Langsam beginnt er nun, sich wie ein Mühlrad im Kreis zu drehen und bewegt sich mit den Armen seitlich über ihr Gesicht hinweg behutsam im Kreis, während er seinen Stoßrhythmus beibehält. Dadurch erreicht er ihre Yoni in verschiedenen, erregenden Winkelstellungen.
- Wenn er an ihren Füßen angelangt ist, kann sie den zweiten Halbkreis übernehmen und sich drehen.

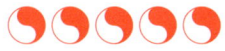

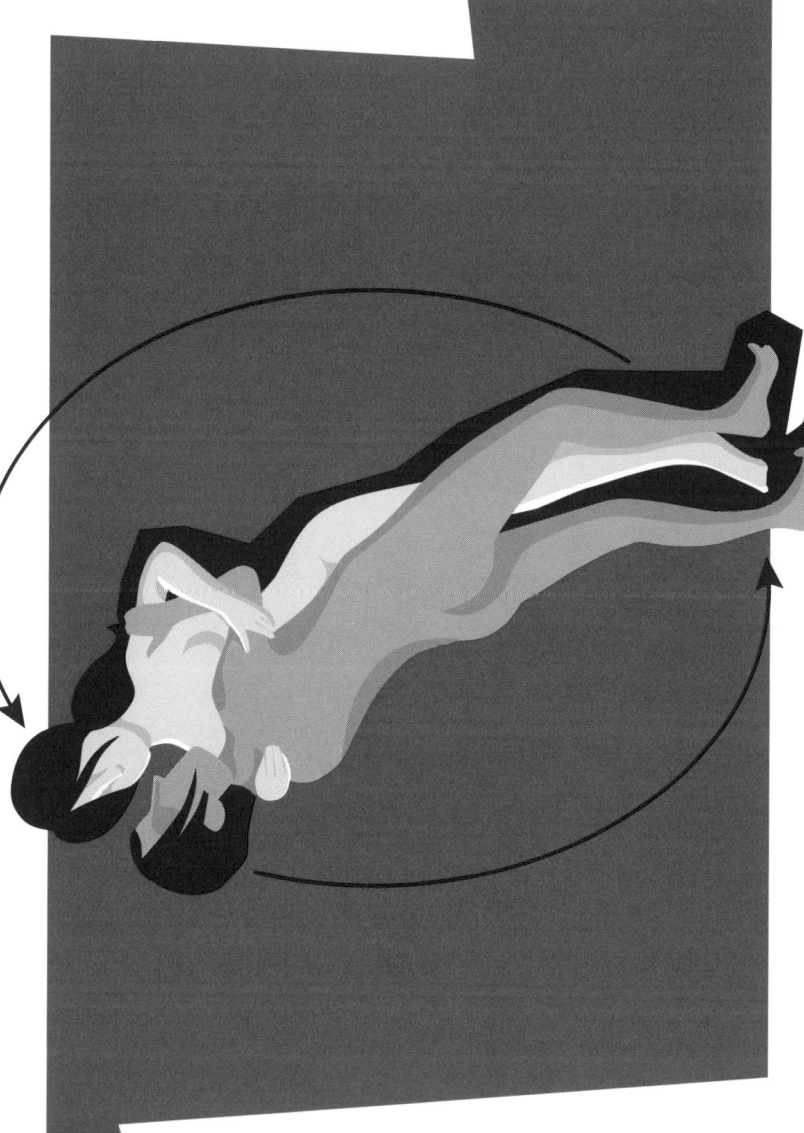

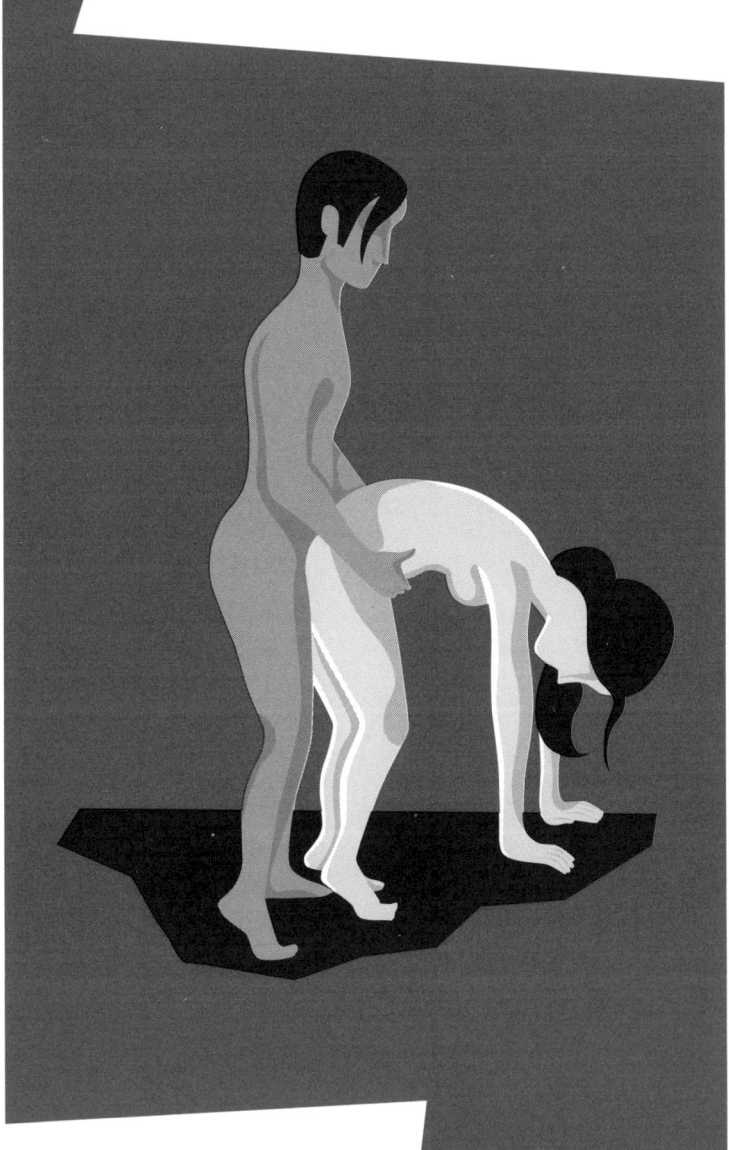

DIE HALBE VORBEUGE – UTTANASANA

Auch diese Liebesstellung hat es in sich, wobei geübte Yogi-nis sie durchaus genießen dürften. Auf jeden Fall erfordert sie viel Kraft in den Beinen.

- Sie steht auf dem Bett oder erhöht auf einem stabilen Untergrund und bietet ihm ihre wunderschöne Hinterseite dar, indem sie sich langsam mit gebeugten Knien nach vorne beugt. Ihr Kopf hängt entspannt nach unten, sie legt, um ihre Haltung zu stabilisieren, die Hände auf den Knien auf. Dann streckt sie ihm ihren Po entgegen.
- Er steht eng hinter ihr und dringt in sie ein. Er hält sie an den Hüften fest und kann sie nun in seinem Rhythmus stoßen, während durch die spezielle Position auch ihr G-Punkt stark stimuliert wird.

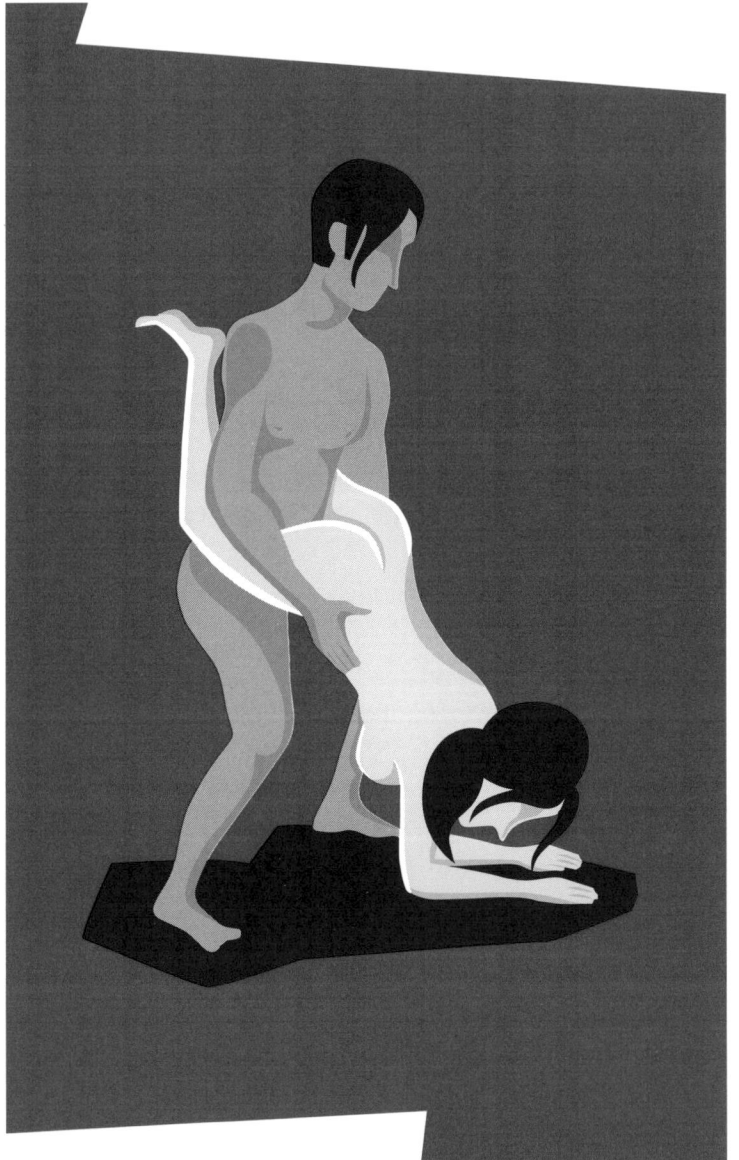

DIE ZANGE

Wenn beide richtig Lust aufeinander haben und sie noch dazu körperlich so gebaut sind, dass sie auch zusammen ein erfolgreiches Eislaufpaar abgeben könnten, dann ist diese Position die richtige für sie. Sie benötigt auf jeden Fall Muskelkraft in den Armen und er, neben seinem Stehvermögen, viel Kraft in Bauch und Armen. Und sie sollte eine federleichte Elfe sein.

- Sie liegt dazu mit dem Po zu ihm seitlich am Bettrand, die Beine sind leicht nach vorne angewinkelt, Unterschenkel und Füße berühren noch die Matratze. Mit dem unteren Arm stützt sie sich auf dem Boden ab.
- Er steht neben dem Bett, schiebt eine Hand unter ihre Taille und legt ihr oben liegendes Bein zwischen seine Beine. Mit der zweiten Hand fasst er sie weit oben am Oberschenkel, um sie mit beiden Händen anzuheben. Sie hält sich an seinem äußeren Oberarm mit der anderen freien Hand gut fest.
- Dann dringt er in sie ein und macht mahlende oder – wenn er sehr kräftig ist – auch sanft stoßende Bewegungen.
- Um die Position aufzulösen, sollte er sie möglichst sanft wieder auf das Liebeslager gleiten lassen.

»Selbst im Traume sieht man jene Zustände und jene Scherze nicht, die bei den Unterhaltungen des Liebesgenusses den Augenblick zur Anwendung kommen.«

Vers 16.32

ZUM WEITERLESEN

- Avinasha, Bodhi; Saraswati, Sunyata: *Juwel im Lotos. Ein Kurs in der Wissenschaft des Tantrischen Krishna-Yoga.* Hans-Nietsch-Verlag 2015
- Chang, Jolan: *Das Tao der Liebe. Unterweisungen in altchinesischer Liebeskunst.* Rowohlt 2009
- Niemann, Tobias: *Kamasutra kopfüber: Die 77 originellsten Formen der Fortpflanzung.* C.H. Beck 2010
- Rhagu Rai: *Khajuraho.* Niyogi Books 2016
- Ovid: *Liebeskunst.* Galiani-Berlin 2017

Zum Anschauen:

Kama Sutra – Die Kunst der Liebe, Regie: Mira Nair (DVD, 1996)

Alle Zitate stammen aus:

Das Kāmasūtram des Vātsyāyana. Die indische Ars Amatoria nebst dem vollständigen Kommentare des Yaśodhara. Aus dem Sanskrit übersetzt von Richard Schmidt, Berlin: H. Barsdorff Verlag, 1922 (7. Aufl.)

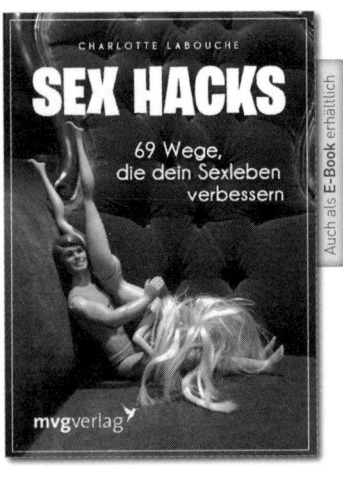

96 Seiten
6,99 € (D) | 7,20 € (A)
ISBN 978-3-86882-919-8

Charlotte Labouche
Sex Hacks
69 Wege, die dein Sexleben
verbessern

Für mehr Spaß im und außerhalb des Bettes!

Sex ist ja bekanntlich die schönste Nebensache der
Welt. Damit das so bleibt und auch keine Langeweile aufkommt, verrät Sex-Koryphäe Charlotte
Labouche die heißesten Tricks und Kniffe. Unver-
blümt und gleichermaßen unterhaltsam zeigt sie
unter anderem, wie Sie Ihr Rührgerät zum Sexspiel-
zeug umfunktionieren können, warum der Sex mit
Socken den Orgasmus intensiviert und wie Minz-
bonbons für mehr als nur Atemfrische sorgen.

Probieren Sie es aus und bringen Sie Ihr Sexleben
auf ein neues Level!

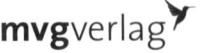